非线性动力学丛书　8

神经元耦合系统的同步动力学

王青云　石　霞　陆启韶　著

科学出版社

北　京

内 容 简 介

本书以作者的近期研究成果为基础,介绍神经元耦合系统同步动力学的主要理论方法和一些问题,分析不同的耦合神经元系统的复杂同步行为和同步转迁模式,探讨突触耦合类型、网络拓扑结构、耦合强度以及时滞和随机因素对神经元耦合系统同步的影响等。本书重视理论分析、数值仿真与实际应用的密切结合,适当介绍基本知识,图文并茂,系统性强,对于发展非线性动力学分析方法和深入认识神经系统动力学现象和脑功能有理论指导作用。

本书可供从事非线性科学、神经科学、信息科学与工程、生物控制技术等领域研究的高年级大学生、研究生、教师和相关的科技人员参考。

图书在版编目(CIP)数据

神经元耦合系统的同步动力学/王青云,石霞,陆启韶著.—北京:科学出版社,2008

(非线性动力学丛书;8)

ISBN 978-7-03-022505-4

Ⅰ. 神⋯　Ⅱ.①王⋯②石⋯③陆⋯　Ⅲ. 神经元-非线性力学:动力学
Ⅳ. R338.1　O322

中国版本图书馆 CIP 数据核字(2008)第 102851 号

责任编辑:吕　虹　赵彦超/责任校对:赵桂芬
责任印制:张　伟/封面设计:陈　敬

科学出版社 出版

北京东黄城根北街 16 号
邮政编码:100717
http://www.sciencep.com

北京凌奇印刷有限责任公司 印刷

科学出版社发行　各地新华书店经销

*

2008 年 9 月第　一　版　　开本:B5(720×1000)
2018 年 5 月第二次印刷　　印张:9 1/4
字数:164 000

定价:**68.00 元**

(如有印装质量问题,我社负责调换)

《非线性动力学丛书》序

真实的动力系统几乎都含有各种各样的非线性因素，诸如机械系统中的间隙、干摩擦，结构系统中的材料弹塑性、构件大变形，控制系统中的元器件饱和特性、变结构控制策略等。实践中，人们经常试图用线性模型来替代实际的非线性系统，以求方便地获得其动力学行为的某种逼近。然而，被忽略的非线性因素常常会在分析和计算中引起无法接受的误差，使得线性逼近成为一场徒劳。特别对于系统的长时间历程动力学问题，有时即使略去很微弱的非线性因素，也会在分析和计算中出现本质性的错误。

因此，人们很早就开始关注非线性系统的动力学问题。早期研究可追溯到1673 年 Huygens 对单摆大幅摆动非等时性的观察。从 19 世纪末起，Poincaré、Lyapunov、Birkhoff、Andronov、Arnold 和 Smale 等数学家和力学家相继对非线性动力系统的理论进行了奠基性研究，Duffing、van der Pol、Lorenz、Ueda 等物理学家和工程师则在实验和数值模拟中获得了许多启示性发现。他们的杰出贡献相辅相成，形成了分岔、混沌、分形的理论框架，使非线性动力学在 20 世纪 70 年代成为一门重要的前沿学科，并促进了非线性科学的形成和发展。

近 20 年来，非线性动力学在理论和应用两个方面均取得了很大进展。这促使越来越多的学者基于非线性动力学观点来思考问题，采用非线性动力学理论和方法，对工程科学、生命科学、社会科学等领域中的非线性系统建立数学模型，预测其长期的动力学行为，揭示内在的规律性，提出改善系统品质的控制策略。一系列成功的实践使人们认识到：许多过去无法解决的难题源于系统的非线性，而解决难题的关键在于对问题所呈现的分岔、混沌、分形、弧立子等复杂非线性动力学现象具有正确的认识和理解。

近年来，非线性动力学理论和方法正从低维向高维乃至无穷维发展。伴随着计算机代数、数值模拟和图形技术的进步，非线性动力学所处理的问题规模和难度不断提高。已逐步接近一些实际系统。在工程科学界，以往研究人员对于非线性问题绕道而行的现象正在发生变化。人们不仅力求深入分析非线性对系统动力学的影响，使系统和产品的动态设计、加工、运行与控制满足日益提高的运行速度和精度需求；而且开始探索利用分岔、混沌等非线性现象造福人类。

在这样的背景下，有必要组织在工程科学、生命科学、社会科学等领域中从事非线性动力学研究的学者撰写一套非线性动力学丛书，着重介绍近几年来非线性动力学理论和方法在上述领域的一些研究进展，特别是我国学者的研究成果，为从事非线性动力学理论及应用研究的人员，包括硕士研究生和博士研究生等，提供最新的理论、方法及应用范例。在科学出版社的大力支持下，组织了这套《非线性动力学丛书》。

本套丛书在选题和内容上有别于郝柏林先生主编的《非线性科学丛书》（上海教育出版社出版），它更加侧重于对工程科学、生命科学、社会科学等领域中的非线性动力学问题进行建模、理论分析、计算和实验。与国外的同类丛书相比，它具有整体的出版思想，每分册阐述一个主题，互不重复等特点。丛书的选题主要来自我国学者在国家自然科学基金等资助下取得的研究成果，有些研究成果已被国内外学者广泛引用或应用于工程和社会实践，还有一些选题取自作者多年的教学成果。

希望作者、读者、丛书编委会和科学出版社共同努力，使这套丛书取得成功。

胡海岩

2001 年 8 月

前　　言

　　脑是支配人和高级动物活动的司令部和信息中心,神经系统承担着感受外界刺激,产生、处理、传导和整合信号,进行高级认知功能活动(如知觉、学习、记忆、情绪、语言、意识、思维等),以及从事运动控制等重要功能。目前,对于神经系统的解剖学和生理学研究取得重要成果,并且迅速推向细胞和分子水平,使得人们对神经系统的生理结构、神经信号发生和传导的电生理过程、运转方式和功能特性都有了全新的认识。以脑科学为核心的神经科学已经成为21世纪国际科学技术研究的主要前沿领域之一,正在酝酿着新的重大突破。但是人们对于神经活动的复杂机理的本质认识还是很初步的,为此需要进行多学科、多层次的综合性研究,这是神经科学发展的重要趋势。

　　长期以来,人们对于神经生理现象的研究主要依靠实验结果的直观描述,沿用传统的观点和方法进行统计分析,难以建立全面深入的规律性认识。随着新型的电生理技术和分子生物学方法的出现,在神经生理实验方面已经积累了十分丰富的实际资料,使得人们对神经系统的生理结构和功能有了丰富的认识,但是对神经系统的动力学行为和认知能力的本质认识还很不够。现在人们已经越来越深刻地意识到神经科学问题的复杂性,重视"理论、计算和实验相结合"的研究模式,从而神经系统的数理建模、理论分析和数值模拟的重要性日益突出。

　　神经系统的基本结构单元是神经元,其放电活动涉及复杂的物理化学过程,表现出丰富的非线性动力学行为。神经系统整体由数目众多的神经元组成,各个单元之间通过电突触和化学突触紧密联系,形成一个具有高维数、多层次、多时间尺度、多功能的复杂信息网络结构,从而导致复杂的网络动力学行为,对神经系统的放电活动和信息行为的研究提出了一系列崭新的问题。为了充分考虑神经生理的复杂性和动态特性,更深入揭示神经认知活动的非线性本质,人们需要创造性地运用非线性动力学的概念、理论和方法开展研究。因而,相应产生的神经动力学已成为研究神经放电活动的重要理论基础,并为非线性动力学和现代神经科学开辟了新的研究途径,具有重要的理论意义。与此同时,神经系统的复杂非线性行为的跨学科交叉领域研究,也必将推动生物智能控制、仿生力学和机器人、计算机科学技术、网络科学技术、神经生理学和神经医学等的发展,具有广阔的应用前景。

　　20世纪50年代以来,神经科学家相继提出和改进了一些著名的神经电生理的理论模型,在神经系统的复杂放电活动和信息编码的神经动力学研究取得重大进展,对神经科学产生了深远影响。现在神经动力学研究正在向微观(分子和细胞活动)、介观(介乎神经元的局部作用与脑的整体结构之间)和宏观(认知、心理、感觉、控制功能)的不同层次深入发展。近 20 年来,我国学者在神经动力学方面的研究得到重视和迅速开展。在国家自然科学基金重点项目"神经放电活动和信息识别中的复杂非线性动力学行为研究"(2005 年～2008 年)的支持下,北京航空航天大学课题组对神经元系统的放电活动和信息识别的非线性动力学行为开展研究,并取得显著成果。本书是在该项目中关于神经元耦合系统的同步动力学问题的主要研究成果基础上,补充了一些基本知识后写成的专著,其中涉及神经元耦合系统同步动力学的主要理论方法和一些问题,特别是不同连接方式的耦合神经元系统的复杂同步行为和同步转迁模式、时滞和随机因素对神经元耦合系统同步的影响。这些内容发展了耦合神经元系统的非线性动力学分析方法,并对今后进一步探讨生物神经网络系统的复杂动力学行为及其机理有理论指导作用。

本书主要取材于本课题组的研究成果,特别是王青云和石霞博士的学位论文及在国内外重要刊物上发表的论文,还适当参考了国内外的一些论文和专著的相关材料。本书注重内容的基础性、理论性、系统性和先进性,在神经元模型、电突触和化学突触连接类型,网络连接方式以及时滞、随机因素等方面较多反映真实生物神经元的生理特性,讨论了一些较深层次的耦合神经元系统同步的新现象和动力学机制,如同步转迁、时滞影响和自适应滞后同步等。本书重视理论分析与实际应用的密切结合,配有较多的数值仿真结果和图形加以说明,有助于读者理解。本书可供从事非线性科学、神经科学、信息与控制科学等领域研究的高年级大学生、研究生、教师和科学技术人员使用,向他们提供神经元耦合系统的同步动力学的必要基础知识和参考资料。

本书的主要内容安排如下:

第一章介绍本书的研究目的及意义、国内外神经元耦合系统同步动力学的研究现状。

第二章介绍神经元的基本知识和数学模型、神经元的突触类型及其数学模型的建立,以及动力系统同步的相关理论知识。

第三章从理论上研究有对称电突触的耦合神经元同步问题,得到了不同电耦合连接方式的神经元达到完全同步的临界值,并对链式结构、环式结构、全局耦合以及 NW 小世界网络耦合的神经元同步进行研究,给出了不同连接方式的耦合神经元达到同步的临界值随着神经元数目的变化的数学拟合公式。还研究了 NW 小世界网络耦合神经元的耦合拓扑和强度对相位同步的影响。

第四章对耦合混沌 ML 神经元的同步转迁进行研究。结果表明,在该耦合神经元系统中,需要经过非常复杂的同步转迁模式,即簇同步、近似同步和完全同步等各种中间的过渡状态,最后才达到稳定的完全同步状态。研究了复杂的同步转迁模式对小的参数不匹配的鲁棒性。

第五章分别研究了时滞对电突触和化学突触耦合神经元同步的影响。对于电耦合和抑制性化学耦合的神经元,发现时滞有时能增强耦合神经元的同步,但有时也会破坏耦合神经元的同步。在增强同步期间,耦合神经元的激发模式由混沌变为周期的形式。与此同时,还发现时滞会诱发新的神经元同步模式,表明时滞和耦合强度对同步具有互补作用。此外,对于兴奋性化学耦合的神经元,时滞能诱发耦合神经元的在相和反相同步之间的转迁。

第六章基于 Lasalle 不变性原理,对于单向时滞耦合的混沌系统,提出了一种新的实现滞后同步的方法,即自适应滞后同步法。还发现滞后同步曲线呈现明显的"U"形结构,它对参数的不匹配具有强的鲁棒性。

第七章研究随机因素对神经元耦合系统完全同步和相位同步的影响。发现噪声不仅可以诱导而且可能增强神经元的完全同步和相位同步。还发现不管是在耦合还是噪声的作用下,神经元的簇放电状态都比峰放电状态容易达到同步。

胡海岩院士和张伟教授积极支持和关心本书的出版。徐健学教授认真细致地审阅书稿,给出富有建设性的指教和建议。郑艳红博士热情协助和精心整理稿件,并提出了许多宝贵改进意见。在我们的课题研究过程中,也得到了许多专家的指导。我们在此一并向他们表示衷心的感谢。

本书的工作是在国家自然科学基金重点项目"神经放电活动和信息识别中的复杂非线性动力学行为研究"(编号:10432010)和国家自然基金面上项目"噪声和耦合时滞作用下神经元网络的时空动力学"(编号:10702023)支持下完成的,还得到内蒙古财经学院出版基金的大力资助。

由于作者的水平所限,本书难免存在不足和错漏之处,敬请读者批评指正。

作　者

2008 年 5 月

目　　录

第一章 绪 论

20 世纪下半叶,非线性科学获得了前所未有的蓬勃发展。非线性科学是一门研究非线性现象共性的基础学科,被誉为 20 世纪自然科学中的第三次革命[1~9],并与相对论、量子论一起永载史册。一般来说,非线性科学的主体包括混沌、分岔、孤立子、分形、斑图和复杂性等的研究。科学界认为,非线性科学的研究不仅有重要的科学意义,而且具有广泛的应用背景。事实上,非线性科学几乎涉及自然科学和社会科学的各个领域[1~9],并且不断改变人们对现实世界许多的传统看法,形成一种新的自然观,并从根本上影响着现代科学的逻辑体系。

1.1 耦合振子系统同步动力学的基本理论和进展

混沌和分岔是两个最基本的非线性现象,它们是从动力学的角度去揭示事物非线性的本质特性,已成为非线性科学研究的极为活跃的主题。然而,近年来同步也是非线性研究领域兴起的一个热门的课题,而且具有广阔的应用背景[1,5,9]。在自然和社会界中,存在许多的同步现象,如人们的鼓掌声、蟋蟀的叫声、萤火虫的闪亮等。随着非线性动力学的发展,同步的概念和理论也在迅速地发展。同步一词来源于希腊语,其意义是在时间上一致或相关。同步的研究始于 1673 年,Huygens(惠更斯)发现悬挂在同一横梁上的两个弱耦合的摆钟能达到在相的同步。在此之后,关于同步的研究主要集中在耦合周期系统的基础上。自从 Pecora 和 Carrol 阐明了两个耦合的混沌系统能够同步以来[10~11],混沌同步引起了众多学者的广泛兴趣。由此同步已经从周期振子的锁相扩展到了混沌系统的同步,而且从两个或者三个系统耦合的同步发展到了复杂网络的同步[12~16]。另外,随着科学技术日益发达,混沌同步的应用已经渗透到通信、激光、生态系统、神经元系统等各个领域,因此许多学者致力于这个领域的研究并取得了一些极为重要的结果。特别是近年来,随着非线性科学的深入研究,同步的概念和理论基础日趋完善,使同步不仅在实验上可以观察到,而且能从理论上严格地给出实现条件。对于耦合的混沌系统而言,已经发现了许多不同类型的同步状态并且作了相应的研究,如完全同步或恒等同步(complete synchronization)[10~11,17~18]、相位同步(phase synchronization)[19~22]、滞后同步(lag synchronization)和期望同步(anticipating synchronization)[23~29]、射影同步(projective synchronization)[30~31]、广义同步(generalized synchronization)[32~36]、阵发性滞后同步(intermittent lag synchronization)[37~38]、弱相同步(imperfect phase synchronization)[39]和几乎完全同步(almost complete synchronization)[40]等。

在混沌同步的研究过程中,研究非线性动力学的学者们基于实际应用背景提出了许多实现混沌同步的有效途径,比如自适应同步[41~44]、反馈同步[44~45]、噪声诱导和噪声增强的同步[46~51]及脉冲同步[52~54]等。这些实现同步的方法不仅用混沌的动力系统理论得到了证实,更重要的是它们在通信、激光和神经系统中有着广泛的应用基础和发展前景。

动力系统的稳定性理论是研究耦合系统同步的最基本的理论基础。一般都是通过研究同步差或者在同步流形处的线性化系统的零解渐近稳定性给出实现同步的条件。Pecora 和 Carrol 提出了主稳定性函数(master stability function)判别法[55~56],这是一个适用于对称和非对称耦合系统同步的一般性判别准则。这个准则必须依赖数值去计算最大条件 Lyapunov 指数或 Floquent 乘子。对于加噪声的耦合系统而言,利用计算噪声系统的条件 Lyapunov 指数可以去判别耦合系统的随机完全同步[51]。而依赖于构造 Lyapunov 函数去判别同步的方法比较保守,所以一般得到达到同步的耦合强度是较大的。在时滞耦合出现的情况下,同步差所满足的线性化系统变为无穷维的动力系统。虽然这时计算所有的 Lyapunov 指数是不可能的,但是我们可以计算它的极大条件 Lyapunov 指数,而同步稳定性是仅仅依赖于极大条件 Lyapunov 指数,所以时滞耦合的系统也可以借助极大条件 Lyapunov 指数来确定同步问题[57~58]。对于某些特殊时滞耦合系统也可以借助于时滞动力系统的稳定性原理构造 Lyapunov-Krasovskii 函数来判别耦合系统的同步[59]。对于耦合的脉冲动力系统,基于脉冲微分方程的稳定性理论可以判别耦合系统的同步[53,60]。除了动力系统的稳定性理论之外,判断同步还有另外一种应用统计物理的有效的方法,比如,可以用互相关函数去判别完全同步、滞后同步和期望同步;用平均相差或频率差能判别相位同步;用环相差的分布可以研究噪声作用的随机系统的相位同步等[11,19,61]。总之,同步的判别方法已日趋完善,这为我们更好地研究耦合系统的同步提供了坚实的理论基础。

1.2　非线性动力学在神经系统研究中的重要作用

神经系统(neural system)是由众多的神经细胞(或者称作神经元(neuron))组成的庞大而复杂的信息网络,通过对信息的处理、编码、整合,转变为传出冲动,从而联络和调节机体的各系统和器官的功能,在机体功能调节系统中起着主导的作用。机体各器官、系统的功能活动并不是孤立的而是彼此相互影响和相互制约的,神经系统直接或间接地使机体的各种功能活动成为整体,以适应内外环境的变化作出迅速准确的调节,从而使机体维持各种机能活动的稳定和协调。从功能上,神经系统可以分为三个环节,即传入、中枢和传出[62~64]。

神经元作为神经系统的基本功能和单位,能感受刺激和传导兴奋。电生理实验表明神经元具有高度的非线性,在不同 Ca 离子浓度或者不同幅度的外界直流电刺激下能表现出丰富的放电模式,例如周期的峰放电和簇放电、混沌的峰放电和簇放电。而在整个神经系统中,神经脉冲的传递往往要至少两个以上的神经元通过耦合的方式来完成,因此耦合的神经元系统就更是一个非常复杂的高维非线性动力系统。研究神经元的放电模式的产生以及神经信息在神经元之间的传递过程就需要非线性动力学的理论和方法。近年来,国际上出现了以神经生理学与非线性动力学相结合的神经动力学(neurodynamics),并且以"神经动力学"命名的实验室也随之应运而生,比如德国 Marburg 大学的神经动力学实验室(Neurodynamics Lab)、美国 Missouria at St. Louis 大学的神经动力学中心(Center for Neurodynamics)等。他们主要是利用非线性动力学的理论和方法来解释神经生理实验中观察到的诸多现象,并进一步指导电生理神经实验,从而为医学的发展提供更坚实的理论基础,并企图通过揭开大脑之谜来解决当今无法医治的许多神经疾病的难题。

神经元对信息的处理和加工是神经元集群共同完成的,因此神经元集群的运动模式对信息的传递是非常重要的。一个神经元不能完成对连续峰放电的时间编码,而神经元集群能以同步的方式反映共同的突触流。科学家们已经在视觉脑皮层里观察到了神经元同步的激发模式[65~66]。在麻醉的猫的视觉皮层里已经观察到了 γ 频率(30Hz~80Hz)运动的同步[67]。随后,类似的结果也在清醒的猴子脑记录中发现[67~68]。现存的事实表明神经元 γ 频率运动的同步是构成神经特性捆绑的最可能的机制。基于神经元同步运动的实验发现,为了更好地理解现实神经元同步的机制,我们有必要从非线性同步动力学的角度去理论上研究神经系统同步的产生机理。为此我们借助于耦合神经元模型的研究去揭示和解释试验中所观察到的某些神经同步现象。

然而,很多的生理实验表明并非所有的同步模式是有利的。事实上,太多的同步往往会导致某类生理疾病,例如帕金森氏症、手的颤抖和癫痫病,这种同步称为病态的同步。利用非线性动力学的基本理论,研究如何消除这些病态同步是非常有必要的,只有这样才能更好地指导实验去研究消除病态的有效方法。近年来,在消除病态同步方面也提出了许多的方案,一个很有效的方案是时滞反馈法。种种研究表明,神经元间的同步和去同步化机制有待于进一步研究,同步是自然界中一类基本的非线性现象,尤其是复杂系统之间自组织现象(self-organization)的根本机制,而解决同步问题的内在机制同样要用到非线性动力学的理论和方法。综上所述,非线性动力学在神经系统的研究中发挥着重要的作用。

1.3　耦合神经元系统同步动力学的研究现状及进展

当今,耦合系统的同步是一个新兴的非线性动力学的研究领域。耦合振荡的同步是非线性动力学的一个基本现象。它发生在许多物理、通信、生态和神经系统中并且在振荡的集体行为中扮演着重要的角色。特别是近年来,耦合神经元系统的同步成为非线性科学研究领域的一个中心问题。耦合神经元系统的同步问题是研究脑信息处理的关键,这一直受到国内外学者的关注,各种耦合神经元网络的集体行为是研究的焦点。关于耦合神经系统过渡到稳定同步的转迁过程,要借助于条件 Lyapunov 指数的变化和自相似函数(或同步差)去研究。随着对神经信息传递过程的深入认识,时滞对神经元同步的作用也引起了学者们高度的重视。

1.3.1　耦合神经元网络的同步

单个神经元呈现复杂的非线性行为,神经元群体的运动能表现出更复杂的运动模式,因而其表现的动力学行为就更复杂了。同步是群体运动节律的典型表现形式,即系统中的所有神经元同一时间放电或者其节律具有某种关系,以及聚类行为[69],即系统中的神经元分成几组,每一组中的神经元同步放电,但是不同组的神经元没有同步行为。当然,还可能存在更复杂的群体节律,放电节律可能以波的形式在系统内传播。

神经元为了执行不同的功能,其耦合方式也表现出各种各样的连接形式。从规则的连接(链式、环式和全局耦合等)到小世界的网络形式,可能在整个神经系统中都存在着。不同的连接形式应该对耦合神经元的同步有着不同的作用。耦合神经元同步是极为活跃的研究领域,国内外许多的学者都一直关注这个问题。实际上,对于耦合神经元同步的研究早在 20 世纪 80 年代就开始了,那个时候对于耦合神经元系统的研究主要是采用几何奇异摄动法,研究系统同相、反相解的存在性和稳定性。随着非线性同步动力学理论引入到神经科学中,耦合神经元系统的同步问题也逐步展开,各种连接方式对各种同步的影响得到了逐步的研究。

在国外,Bazhenov 等[70]研究了链式抑制性化学突触耦合的混沌 Hindmash-Rose 神经元的集体行为。通过数值模拟表明,临近的神经元呈现反相的同步,与下一个临近的神经元在相同步,而且通过被耦合神经元中某个神经元随着耦合强度变化的分岔图可以看出,随着耦合强度的增加,耦合神经元的规则化也随之提高。他们还把噪声加入耦合强度中,考虑到噪声对耦合神经元分岔的作用,发现噪声阻止了小尺寸吸引子的出现,从而降低了系统的多稳定性。在文献[71]中,经严格的理论分析,给出了 FitzHugh-Nagumo 神经元经单向、闭环式抑制性化学耦合时,达到完全同步的充分必要条件。在文献[72]中,Yoshioka 研究了由化学突触耦合的周期激发的神经元网络的动力学行为。通过解的线性稳定性分析和 Floquet 乘子的计算，阐明了任意神经元类和任意相互作用强度的神经元网络簇状态的完全稳定性。借助于 Integrate Fire(IF) 神经元模型和 Hodgkin-Huxley 神经元模型进行了数值分析，其数值结果与理论分析非常一致。Belykh 等人[16]调查了化学耦合的 Hindmash-Rose 神经元耦合强度和网络拓扑对同步的作用。通过对任意耦合网络的理论分析和数值的仿真，他们惊奇地发现完全同步状态的稳定性仅仅依赖于每个神经元接受的信号数，而与网络拓扑的细节无关。这个结果是不同于线性耦合的神经元完全同步强依赖于网络的结构和神经元的数的情况。Mainieri 等[73]研究了以 L×L 方格子耦合恒等的 Hindmash-Rose 神经元集体的共振结构的时间演化，研究结果表明在二维 Hindmash-Rose 神经元网络的部分同步区域里，出现共振结构是周期的，而在一段较长的时间之后，初始结构不再能保留。由于出现在网络里的共振结构与突触影响的任何变化无关，因此这个模型能模仿短期记忆。

在国内，石霞和陆启韶研究了具有环式结构的电耦合的 Hindmash-Rose 同步模式。基于在同步流形处的线性化系统，他们利用微分方程的稳定性理论，给出了达到同步稳定性的一个判据[74]。王青云等研究了对称结构的耦合神经元网络的同步行为，利用动力系统的渐近稳定理论和矩阵理论，得到了对称耦合神经元网络同步的一个充分条件，而且给出了不同连接方式电耦合神经元同步的临界值也不同的理论解释[75]。杜艳梅和彭建华等研究了 N 个全局耦合的 FitzHugh-Nagumo 神经元网络的同步振荡，基于数值计算，他们研究了时滞和噪声对网络同步的作用。彭建华等还研究了网格状神经元网络的同步发放和空间编码，研究结果表明，对于网格状的神经元网络，通过调节其某些参数，耦合网络能实现同步运动，最终能成功地监测到目标模式[76]。徐健学等给出电突触耦合与化学突触耦合单独和联合作用时，两个耦合神经元实现完全同步、反相同步和相位同步的规则和不规则振荡，及其依赖于耦合强度的转迁[77~78]。

耦合神经元的相位同步也是当今研究的主要内容。Shuai 等[19]研究了电耦合的两个非恒等的 Hindmash-Rose 神经元的相位同步，他们借助于相位差、互相关函数和 Lyapunov 指数来判断神经元的各种同步的转迁过程。研究结果表明，随着耦合强度的增加，两耦合混沌神经元由簇同步转化为相位同步，最后到拟完全同步。Ivanchenko 等[79]对簇振荡集群的相同步进行了研究。通过平均域耦合的二维映射的簇神经元模型，他们的研究表明，全局耦合的簇振荡集体能达到同步动力。这种相同步是发生在簇的时间尺度上的，而在峰的时间尺度上并不出现。同时他们的研究也表明，如果把正弦信号输入到任意一个神经元，在耦合的簇振荡集群中能观察到外激励的混沌相同步，且给出了产生这种机制的一个物理上的解释，并且推测这种现象能被用作有效地控制神经元集体簇运动的一种方法。王青云和陆启韶[80]研究了 NW 小世界网络的神经元相同步的问题。他们借助于 Hilbert 变换合理地定义了 Hindmash-Rose 神经元的相位,并利用数值计算的方法研究了耦合强度和网络拓扑对耦合神经元相同步的作用,研究结果表明,随着耦合强度和连接概率的增加,小世界神经元网络的相同步也增加。

1.3.2 耦合神经元系统的同步转迁

耦合系统的同步转迁是极为引人注意的研究领域。不同的同步状态的转迁过程是由系统耦合参数的变化而引起的动力学机制,从理论上分析这种现象是非常具有挑战性的,国内外许多学者做了相当的研究工作。Parlitz 等[81]首先通过对两个单向耦合的 Rössler 系统相位同步转迁的观察指出,相位同步是与广义同步相联系的:广义同步总是导致相同步,相同步可能在没有广义同步出现的情况下发生,广义同步是强于相位同步的。在此之后,Zheng 等[35]研究了两个耦合非恒等 Rössler 系统的同步过渡,得出相位同步可能优先或落后于广义同步,广义同步并不总是导致相位同步,广义同步和相位同步的先后是依赖于系统的不匹配参数的。在不同的不匹配参数下,数值研究表明,广义同步可以先于相位同步,也可以落后于相位同步。可见不同的耦合作用能引起不同的同步转迁机制。

神经元系统是一个由快慢系统组成的多尺度系统,快变量联系神经元的膜电位,而慢变量是与各种离子电流有关的。因此对于耦合神经元系统的同步转迁也是非常复杂的。在文献[19]中,作者提出了在 Hindmash-Rose 这样多尺度的耦合神经元系统中,系统的 Lyapunov 指数不是预示相位同步发生的确定性标准。Ge 等人[82]对耦合多尺度系统的同步转迁作了较为详细的研究,通过对耦合的多尺度无刷直流电动机(brushless dc motor)模型和 Hindmash-Rose 神经元模型相位同步的研究,指出 Lyapunov 指数并不能预示所有情况下相位同步的发生,它是依赖于未耦合系统的混沌路线的。如果未耦合系统是处于由倍周期通向混沌的混沌范围内,相位同步能由耦合系统的 Lyapunov 指数预言,而当它们处于其他混沌的范围内(例如由周期窗口通向的混沌范围内),则不能找到耦合系统的 Lyapunov 指数和相位同步发生的明确的关系。Dhamala 等人[83]通过对电耦合的多尺度 Hindmarsh-Rose 神经元的研究指出,神经元耦合系统的同步转迁是由簇同步(慢子系统的同步)过渡到峰同步(快子系统的同步),而且簇同步总是先于峰同步。王青云和陆启韶等[84]对两电耦合混沌的 Morris-Lecar 神经元的混沌同步作了研究,通过计算同步差(或者相似函数)和峰峰期间的分岔图,他们得出了复杂的同步转迁模式,即在实现稳定的完全同步之前,出现了簇同步、近似同步和完全同步交替的过程,这也就是说峰同步也是可以优先于簇同步的。

总之,像神经元这样多尺度而又高度非线性的系统中,耦合系统的同步过渡过程是非常复杂的,这也正是快慢系统相互作用的结果。对神经元耦合系统同步过渡的研究为我们更好的理解多尺度系统的特性提供很好的理论依据。

1.3.3 时滞对耦合神经元系统同步的作用

在大多数的物理和生态系统中,时滞是普遍存在的。它主要来源于信号有限的波动速度,比如,通过无髓鞘轴的纤维,信号传递的速度是 1m/s,结果在脑皮层的网络里传播时造成了达 80 ms 的时滞[85]。由于时滞的出现,使得有限维的动力系统变为无穷维的系统,从而诱导了更复杂的非线性动力特性,因此时滞耦合系统的非线性行为引起了许多学者的关注。

Ramana 等人[86]研究了时滞耦合的两极限环的动力行为。研究结果表明,即使两个振子具有相同的振荡频率,也能出现时滞诱导振子的极限环消失的现象。另外,他们指出这种极限环消失现象在大耦合网络中也是存在的,并且在耦合强度和时滞两个参数空间内给出了这种极限环消失的区域。Niebur 等[87]分析了一个具有时滞的最邻近耦合的二维极限环的网络的动力行为,研究表明甚至小的时滞也能导致频率抑制,从而系统退化到一个稳定的状态。如果振子之间有较强的耦合,他们发现了亚稳定的同步状态。在文献[88]中,研究了时滞耦合对相振荡动力模式的作用,发现时滞能诱导各种各样的非线性现象,比如聚类行为,即系统能被分成一些相锁定群体、同步和多稳定性,这表明时滞在基于神经运动的时空结构的信息处理中扮演着重要的角色。

近年来,时滞耦合网络系统的同步是一个极为活跃的研究领域。Li 等[89]研究了具有时滞耦合的小世界振子的同步稳定性。通过对时滞耦合的相方程的同步稳定性的研究,得到了一个网络同步的稳定性标准,并且表明这个网络的同步状态是与网络的拓扑结构无关的。Li 和 Chen[90]也研究了具有时滞的一般的复杂动力网络的同步。借助于线性矩阵不等式和 Lyapunov-Krasovskii 函数的构造,得到了耦合网络独立于和依赖于时滞的同步稳定性条件。

当今,时滞对神经系统同步的作用也引起了高度的重视,并且成了非常吸引人的研究领域。Dhamala 等[57]通过对时滞耦合的 Hindmarsh-Rose 神经元的同步稳定性的分析,给出了一个时滞耦合的 Hindmarsh-Rose 神经元网络同步的一个主稳定性方程。通过数值仿真表明,在有效时滞出现的情况下,神经元能在较小的耦合强度下达到完全同步,这说明时滞能增加耦合神经元的同步。王青云和陆启韶[91]通过对时滞耦合混沌 Morris-Lecar 神经元同步的研究,表明时滞不仅能提高耦合神经元的同步,而且还引发了耦合神经元丰富的放电模式。不仅如此,他们还发现达到同步的耦合神经元一定处于周期激发模式。在文献[92]中,研究了时滞对两化学突触耦合的 Chay 神经元同步作用,结果表明时滞能增加两抑制性突触耦合神经元的在相同步,而且随着耦合强度的增加,时滞增强同步的窗口也在扩大。Rossoni 等人[58]研究了具有时滞和类脉冲作用的两个耦合的 Hodgkin-Huxley 神经元的同步行为。通过计算极大相截 Lyapunov 指数,他们发现在耦合强度和时滞的参数平面中存在三个区域,在这三个区域中,耦合神经元有本质不同的行为,即在两个区域内神经元是同步的,而在第三个区域内不同步。如果给神经元施加抑制性或兴奋性的脉冲,神经元同步实现就变得更困难了。Buric 等人研究了时滞耦合对 I 类和 II 类可兴奋神经元的不同影响以及诱导的同步行为,充分说明了时滞在神经元系统中的重要作用[93~95]。

然而,我们知道并非所有的同步是有利的,过多的同步可能带来自然灾难或生理疾病,因此同步控制也是当今研究的一个主题。时滞反馈被认为是一个很好的控制同步的方法。Rosenblum 等[96]基于平均域的时滞反馈提出了一个抑制同步的方法。他们利用不同的耦合簇神经元的模型进行了数值模拟,结果表明神经元的集体同步能得到有效的控制,最后从理论上分析了这种有效的同步控制法。Hauptmanna 等[97]提出了一种非常有效而又鲁棒性极强的同步控制法。其基本思想是时滞反馈信号由具有不同时滞的四个刺激位置以空间坐标的形式实施。利用相振荡模型和真实的生物物理模型,通过数值的模拟测试了其方法的有效性。王青云和陆启韶研究了时滞耦合对混沌的 Morris-Lecar 神经元同步的破坏作用,结果表明,即使是简单的线性时滞耦合,耦合神经元的混沌同步也能被破坏(即在合适的时滞耦合时,原来混沌同步的神经元转变为不同步的状态),而且还能诱导新的同步模式,例如周期性的在相同步和反相同步等。

1.3.4　化学突触对神经元耦合动力学的作用

化学突触是神经系统中最普遍的一种信息传递载体,化学突触可分为兴奋性和抑制性的两种突触。为了懂得经化学突触耦合神经元的动力行为,一些学者们利用比较合理的突触和神经元模型对化学突触耦合神经元的动力行为作了相应的研究,并且取得了一些突破性的进展。Canavier[98]研究了一对兴奋性化学突触耦合的神经元模型,研究结果表明,相互兴奋的化学突触能把峰的放电转化成簇放电模式,并且用相平面分析法分析了这种簇的产生机制。与此同时,她还分析了相互抑制化学突触耦合神经元的行为,同样发现了簇放电的产生,且用相平面法揭示了产生的机制。Booth 等[99]研究了各种突触机制和两间隔的脑锥神经元的内在机制如何相互作用产生多种稳定同步的放电模式。这些不同的同步模式分别以合作神经元的频率、放电类型和同步度来区分。他们的研究结果表明一个简单的神经网络可以参与不同的神经编码运动。文献[100]研究了具有噪声的化学突触耦合 Morris-Lecar 神经元的相关性(coherence)动力行为。研究结果表明,化学突触耦合在优化噪声强度处增加的相关性比电突触耦合更有效,而且借助于化学突触的特性解释了产生这种差异的机制。

突触是具有强的适应性(可塑性),它依赖于外界来的各种刺激(如前突触神经元的动作电位）。Solinas 等[101]研究了具有突触适应的神经网络的非同步状态的稳定性。他们用平均场（mean field）理论分析了具有压抑（depression）和助长（facilitation）突触且由兴奋和抑制神经元组成的网络集群的非同步激发状态。研究表明突触的压抑总是趋向于稳定神经元集群的非同步状态，而在集群之间的抑制使这种非同步状态失稳，但是助长则有相反的作用。神经生理的事实表明，突触的可塑性是与神经元的峰放电时密切相关的。Zhigulin 等人[102]研究了两个经作用强度依赖于动态变化的化学突触耦合神经元的同步行为。事实上，这个突触是依赖于峰放电时间的可塑性突触。研究表明这种可塑性突触能扩大耦合神经元的锁频区域，并且取得的同步是更快且更鲁棒于噪声。此外，Nadima 等[103]还表明短期突触压抑动力在多相位节奏中能促进相位保持（phase maintenance）。

由于化学突触的复杂性与多变性，化学突触对耦合神经元的动力学行为是相当复杂的，这个领域值得我们进一步的研究。

1.4 耦合神经元系统中的自适应同步

在自然界，尤其是在生态和神经系统中自适应是一个普遍的现象。生物通过自适应的功能来调节其行为以便处理各种内部和外部的信息。为了更好地理解生物的自适应同步现象，非线性动力学领域内的一些学者们借助于动力系统同步的理论来研究各种自适应同步现象。Nèda 等[104]首先研究了耦合的周期振子的自适应同步。他们调查了在音乐厅里有节奏的鼓掌的动态演化过程，并且发现造成同步过程的机制是导致较慢拍掌模式的拍掌节奏的倍周期。

耦合的混沌系统的自适应同步是令人感兴趣的主题。Wang[105]从理论上分析了通过自适应地降低系统速度和（或）增强耦合强度，两初始弱耦合的混沌系统能取得同步。他给出了一种显式的自适应算法并用两个耦合的 Lorenz 系统测试了这种算法的有效性。研究表明，如果耦合强度是充分小，那么在长时间的适应过程之后，耦合的混沌系统在耦合强度和时间尺度比率的极小处能取得同步。Li 等[106]基于一种滑模的控制器设计，提出了一种具有鲁棒性强的自适应同步法。他们利用具有时变参数两耦合的 Rössler 和 Chen 系统进行了理论分析和数值仿真，结果证实了该方法的有效性。

Cazelles 等[107]利用参数自适应控制，提出了一种有噪声的全局耦合混沌振荡自适应同步的方法。这个方法可以认为是与生态潜在相关的自适应机制。这种机制可允许复杂的自调节的生物网络改变它们的簇行为以便适应环境的变化和优化它们的行为。黄德斌等[108~109]基于著名的 Lasalle 不变性原理提出了对于耦合强度自适应的同步法，构造了耦合强度不是常数而是依赖于耦合系统状态的自适应动力系统。他利用 Lorenz 系统、超混沌 Rössler 系统以及著名的 Hindmarsh-Rose

神经元系统测试了其方法的有效性,并且证明了这种自适应同步法对噪声的鲁棒性。进一步研究表明,此种自适应同步法可以通过调节初始状态达到最优耦合强度,使耦合系统达到同步。实际上,这是一种既符合现实又低成本的同步法。王青云和陆启韶[110]利用动力系统的 Lasalle 不变性原理,对于单向时滞耦合系统,提出了自适应滞后同步法。其基本思想是利用耦合强度是依赖于时滞反馈状态差的动力系统,这种同步法是严格地依赖于系统的内在特性、时滞和初始状态,并利用符合生理实际的 Hindmarsh-Rose 神经元模型进行了数值计算证实了此同步法的有效性。

1.5　噪声对神经元耦合系统同步的重要影响

噪声广泛存在于自然界的各个领域中,包括物理、化学、生物、经济等。噪声对非线性系统的重要作用的研究主要体现在随机共振[111~112]、随机自共振[113~114]现象的理论研究。在神经系统中,噪声产生于不同的来源,例如突触中神经递质的随机释放、离子通道的随机开关以及其他神经元通过突触的随机输入等。近十年来,神经元系统中随机共振和随机自共振产生的整数倍节律[115~118]和阵发周期节律[119~121]在实验以及数值模拟中得到了验证,同时理论研究给出了随机性的整数倍节律以及其他类型放电活动的产生机制及其动力学性质[117~120]。

噪声对于神经元产生丰富的放电节律具有重要的作用,同样地,噪声对于神经元耦合系统的同步行为也具有正面效应。实际上,噪声会以不同的方式来影响耦合非线性系统的同步,即噪声诱导同步[122]和噪声增强同步[123]。近年来,随着混沌同步理论方法的发展以及神经系统动力学研究的深入,噪声对神经元耦合系统同步的作用也受到了国内外学者的关注,并且取得了一些研究成果,这些结果可以进一步解释实验中观察到的现象,并且有助于进一步理解神经生物信息的传递和处理过程。

1993 年～2000 年,WangWei 等人[124~128]研究了化学突触耦合神经元系统在外噪声的作用下的随机自共振和同步动力学性质,结果表明,耦合项可以增强系统的随机自共振,并且当耦合强度足够大时噪声可以诱导同步。Casado 等人研究了内噪声作用下两个电耦合 Hodgkin-Huxley 模型神经元的相位同步问题,他们在文献[129~130]中考虑的两个神经元处于可兴奋区域,即无噪声的情况下神经元处于静息态而不放电。内噪声使得两个神经元同步放电,而且放电的频率和相位同步,内噪声使得两个神经元的相对相位差达到不同的数值范围,包括同相相位以及反相相位锁定。文献[131]研究了噪声对于耦合的非全同可兴奋性 Morris-Lecar 神经元的影响,将噪声强度作为控制系统频率差异的参数,给出了噪声诱导的同步和随机自共振之间的联系。此外,周昌松等[132]研究了噪声对于耦合混沌放电的 Hodgkin-Huxley 模型神经元同步以及相干性的影响,说明相空间中鞍点的存在是产生噪声诱导同步现象的主要因素,噪声对于神经元放电时间序列的相干性起到了优化的作用。吴莹、徐健学等[133]研究了噪声诱导的两个未耦合的非全同 Hindmarsh-Rose(HR)模型神经元的广义同步,说明通过噪声以及改变其中一个神经元的另一个参数可以使得两个神经元达到广义同步。此方法对于研究无法控制系统本身的参数,而通过控制系统中的可控参数来实现同步具有重要的指导意义。

第二章 基本知识和基本概念

2.1 神经元的结构及其类型

神经元也叫神经细胞,是构成神经系统结构的基本单位。神经元是具有长突起的细胞,它由细胞体和细胞突起构成。细胞体位于脑、脊髓和神经节中,细胞突起可延伸至全身各器官和组织中。细胞体是细胞含核的部分,其形状大小有很大差别,直径约 $4\mu m\sim120\mu m$。核大而圆,位于细胞中央,染色质少,核仁明显。细胞体内有斑块状的核外染色质(旧称尼尔小体),还有许多神经元纤维。细胞突起是由细胞体延伸出来的细长部分,又可分为树突和轴突。每个神经元可以有一或多个树突,可以接受刺激并将兴奋传入细胞体。每个神经元只有一个轴突,可以把兴奋从胞体传送到另一个神经元或其他组织,如肌肉或腺体[62~64]。如图 2.1 给出了脊椎动物运动神经元的结构示意图(来源于 http://www.pep.com.cn/200406/ca464934.htm)。

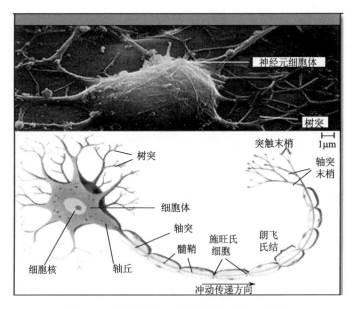

图 2.1 脊椎动物运动神经元的结构示意图

神经元具有感受刺激与传导兴奋的功能。根据功能的不同,神经元可分为感觉、中间和运动神经元三种。感觉神经元又称传入神经元,通过其末梢的感受器接受刺激,并转变为神经冲动传向中枢。中间神经元位于脑和脊髓内,是一种连接感觉神经元和运动神经元的神经元,所以称联络神经元。运动神经元又称传出神经元,能把中枢的神经兴奋传导到效应器,从而引起肌肉收缩、腺体分泌等生理活动。根据细胞体发出突起的多少,从形态上可以把神经元分为三类:

(1) 假单极神经元,胞体近似圆形,发出一个突起,在离胞体不远处分成两支,一支树突分布到皮肤、肌肉或内脏,另一支轴突进入脊髓或脑。

(2) 双极神经元,胞体近似梭形,有一个树突和一个轴突,分布在视网膜和前庭神经节。

(3) 多极神经元,胞体呈多边形,有一个轴突和许多树突,分布最广,脑和脊髓灰质的神经元一般是此类。神经元的功能总体来说是受到刺激后能产生兴奋,并且传导兴奋。

2.2 神经元动作电位的产生机制

如同其他细胞一样,神经元的膜内外存在电势差——膜电位。当用直流电刺激神经时,神经元的膜电位发生改变,在阴极和阳极处产生一个对称的电位变化,称为电紧张电位。在阴极处引起膜电位降低,产生去极化,阳极处引起膜电位升高,产生超级化。若刺激电流增强后,只在阴极处产生一个可衰减的电位变化称为局部电位;若刺激电流强度进一步加大到阈值时,在阴极处产生一个不衰减的"全或无"方式的电脉冲沿着神经纤维传导,称为动作电位(action potential)。神经元的膜电位主要由下列两个因素引起[64,134~135]:

(1) 神经元细胞膜对不同离子的通透性;

(2) 维持神经细胞膜内外离子浓度的离子泵作用。

根据 Hodgkin,Huxley 和 Katz 的离子学说,动作电位产生的离子机制可概括为下面几个要点:

(1) 当静息时,由于细胞膜内、外液存在着各种离子(如 Na 离子、K 离子和有机根离子等)的浓度差,而膜对这些离子的通透性不同,使得轴突膜内外维持着 −70mV 左右的静息电位。

(2) 当轴突膜受到电刺激时,膜产生去极化,使得膜对 Na 离子,K 离子通透性发生变化。首先是 Na 离子的电控门通道活化,膜对 Na 离子的通透性大大增强,允许 Na 离子大量涌入,使膜内电位变正,这更加速了去极化。这种再生式的正反馈,产生很大的内向的 I_{Na},使得膜爆发式地去极化,出现了超射,这便构成了动作电位的上升相。

（3）紧接着 Na 离子通道失活化，使内向 I_{Na} 下降。

（4）Na 离子通道失活化的同时，K 离子通道活化，钾电导大大增加，K 离子外流形成很大的外向 I_{Na}，这就构成了动作电位的下降相。由于钾电导的变化没有失活现象，只是在膜电位逐步恢复的过程中逐渐下降，因此延时较长，产生了正后电位。

（5）依靠膜上的钠泵来完成排 Na 离子摄 K 离子的任务，维持膜内外离子的浓度差，从而恢复静息水平。图 2.2 显示了整个膜电位产生的变化趋势。此外神经元产生动作电位，除直流电刺激外，还可能由其他刺激和原因（如药物等）引起。

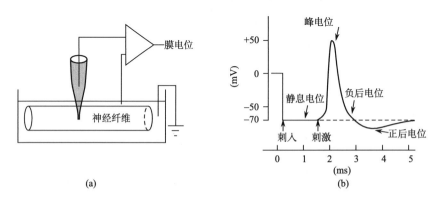

图 2.2　神经元的动作电位产生的示意图

2.3　神经元的可兴奋性

早在 1948 年，Hodgkin 通过注入各种幅度的直流电到可兴奋的细胞膜里观察由此而产生的峰放电行为时发现了两类不同的可兴奋细胞。按照 Hodgkin 的分类，两类可兴奋细胞分别具有下面的特性：I 类可兴奋细胞是神经元的动作电位能在任意低的频率下产生；而 II 类可兴奋细胞的动作电位仅在某一频率范围产生且这个频率范围对外界直流电的强度是不敏感的。对于两类神经元之间质的不同，我们可以通过频率和电流（即 F-I 曲线）的关系来识别，图 2.3（引自文献[136]）表明了两类可兴奋神经元的 F-I 变化曲线的趋势。对 I 类神经元而言，F-I 曲线连续地增加；而 II 类神经元的 F-I 曲线是非连续的。很明显，两类可兴奋神经元有明显不同的神经计算性质。I 类神经元能连续地编译输入的强度成为峰输出的频率，相反 II 类神经元没有这种功能。不同类的神经元联系于对应神经元动力系统不同的分岔机制，一般来说，当神经元静息态经不变环上的鞍结分岔消失时，我们可以观察到 I 类兴奋性；当神经元静息态经 Hopf 分岔失稳消失时，可观察到 II 类兴奋性。

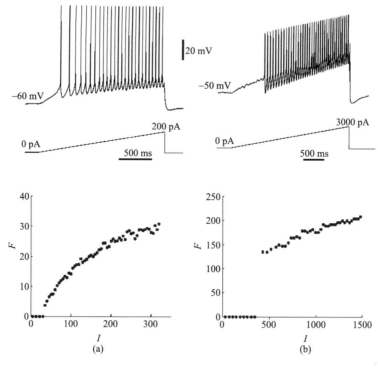

图 2.3 神经元可兴奋的类型:(a)I类;(b) II类

Hodgkin 还注意到浸在海水里长时间的轴突呈现下面的特性。反映了一个脉冲刺激,可产生一个动作电位,而仅仅在非常强的注入电流下,重复的放电才能产生或者根本不出现,这类神经元称为 III 类,图 2.4(引自文献[136])表明了 III 类神经元反映了外界直电流的特性。

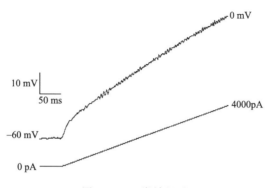

图 2.4 III 类神经元

2.4　神经元电活动的数学模型

20 世纪 50 年代,Hodgkin 等提出了神经元电活动的动作电位产生的离子机制之后,建立了著名的 Hodgkin-Huxley(HH)模型[137]。利用这一方程可以计算扩布性动作电位过程中的膜电流、膜电位和膜电导以及某些离子活化和失活的概率等在动作电位不同时相中的变化。尽管 HH 神经元模型是来源于实验的结果并且非常接近现实的神经元,但是它是非常复杂的,几乎不可能给出它的解析解,因此从数学的角度去分析神经元的放电行为就比较复杂了。研究者们力求寻找简单的模型来刻画神经元复杂的电活动行为。1961 年,FitzHugh 采用精简变量来降低神经元模型的维数,获得了著名的二维 FHN 神经元模型[138~139];之后,Morris 和 Lecar[140]得到了描述北极鹅肌肉纤维的神经元电活动的模型,此模型被命名为 ML 神经元模型。还有 Chay 考虑了细胞膜上的三种主要的离子通道,得到了一个用三个动力学变量描述神经细胞电活动的神经元模型,即 Chay 神经元模型。表达形式上比较简单的神经元模型由 Hindmarsh 和 Rose 提出[141],这个模型在数值计算和理论分析上比较可行。还有用二维映射的形式来模拟神经元的簇放电行为等[142]。

2.4.1　Hodgkin-Huxley 神经元模型

Hodgkin 和 Huxley 做了"钠离子对枪乌贼大纤维中产生的动作电位的作用"的实验,根据一系列实验结果的分析,他们确认经轴突膜上具有两种主要的让离子通过的通道,即 K 离子通道和 Na 离子通道,此外还有让次要离子通过的通道。基于这些结果,轴突膜可用如图 2.5 的等效电路来描述,图中各通道中等效电路的电动势是细胞膜内外各离子浓度差引起的浓差电位。

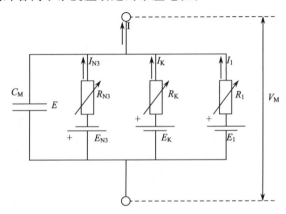

图 2.5　描述通过细胞膜电流的一个等效电路图

基于等效电路和枪乌贼巨轴突的实验结果,Hodgkin 和 Huxley 于 1952 年建立了著名的 HH 神经元模型,此模型是由四个变量耦合作用组成的常微分方程组:

$$\begin{cases} C_m \dfrac{\mathrm{d}V}{\mathrm{d}t} = \widetilde{g}_K n^4 (V_K - V) + \widetilde{g}_{Na} m^3 h(V_{Na} - V) + \widetilde{g}_L (V_L - V) + I, \\[2mm] \dfrac{\mathrm{d}m}{\mathrm{d}t} = \alpha_m(V)(1-m) - \beta_m(V)m, \\[2mm] \dfrac{\mathrm{d}h}{\mathrm{d}t} = \alpha_h(V)(1-h) - \beta_n(V)h, \\[2mm] \dfrac{\mathrm{d}n}{\mathrm{d}t} = \alpha_n(V)(1-n) - \beta_n(V)n(V), \end{cases}$$

方程中的 α 和 β 函数满足:

$$\alpha_m = \frac{0.1(V+40)}{1 - \exp(-(V+40)/10)},$$

$$\beta_m = 4\exp(-(V+65)/18),$$

$$\alpha_h = 0.07\exp(-(V+65)/20),$$

$$\beta_h = \frac{1}{1 + \exp(-(V+35)/10)},$$

$$\alpha_n = \frac{0.01(V+55)}{1 - \exp(-(V+55)/10)},$$

$$\beta_n = 0.125\exp(-(V+65)/80),$$

其中方程组里面的变量和参数分别对应以下解释:

I:通过细胞膜的各电流之和;

V:神经元膜电位;

C:膜电容;

m:Na 离子通道中每个门打开概率,这样的门有三个;

n:K 离子通道中每个门打开概率,这样的门有四个;

h:Na 离子通道中另一种门打开概率,这样的门只有一个;

$\widetilde{g}_{Na}$:Na 离子的最大电导率(大约是 $120 \text{ m} \cdot \Omega^{-1} \cdot \text{cm}^{-2}$);

$\widetilde{g}_K$:K 离子的最大电导率(大约是 $36 \text{ m} \cdot \Omega^{-1} \cdot \text{cm}^{-2}$);

$\widetilde{g}_L$:漏流的最大电导率(大约是 $0.3 \text{ m} \cdot \Omega^{-1} \cdot \text{cm}^{-2}$);

V_{Na}:膜内外 Na 离子的浓度差引起的浓差电位(大约是 55mV);

V_K:膜内外 K 离子的浓度差引起的浓差电位(大约是 -72mV);

V_L:其他通道各种离子引起的有效可逆电位(大约是 -50 mV)。

在著名的 HH 神经元建立之后,神经元放电活动的产生机制可以借助于神经元模型从理论上给予研究,这对于理解神经元动作电位产生的机制具有重要的指导意义。

2.4.2　Morris-Lecar 神经元模型

Morris-Lecar(ML)模型是 HH 神经元模型的简化,它是实验针对一种北极鹅的肌肉纤维研究结果而建立起来的神经元模型。其对应的微分方程为

$$\begin{cases} C\dfrac{\mathrm{d}V}{\mathrm{d}t} = -I_{\mathrm{Ca}} - I_{\mathrm{K}} - I_{\mathrm{L}} + I_{DC} \\ \qquad = -g_{\mathrm{Ca}}m_{\infty}(V)(V-V_{\mathrm{Ca}}) - g_{\mathrm{K}}W(V-V_{\mathrm{K}}) - g_{\mathrm{L}}(V-V_{\mathrm{L}}) + I_{DC}, \\ \dfrac{\mathrm{d}W}{\mathrm{d}t} = \phi\dfrac{W_{\infty}(V)-W}{\tau_R(V)}, \end{cases}$$

其中,V 表示膜电位,W 是一个恢复变量,表示 K 离子通道开放概率的演化过程,C 是膜电容,ϕ 是表示神经元快慢尺度之间的变化,g_{Ca},g_{K},g_{L} 分别是 Ca,K 和漏电流通道的最大电导,V_{Ca},V_{K},V_{L} 分别是相应于上述通道的反转电压(reversal potential),I_{DC} 是来自环境的总的突触输入电流(包括前突触神经元传入的电流和外部的刺激电流等),$m_{\infty}(V)$,$W_{\infty}(V)$ 分别是 Ca 离子通道和 K 离子通道打开概率的稳态值,它们满足如下方程:

$$m_{\infty}(V) = 0.5\left[1 + \tanh\left(\frac{V-V_1}{V_2}\right)\right],$$

$$W_{\infty}(V) = 0.5\left[1 + \tanh\left(\frac{V-V_3}{V_4}\right)\right],$$

$$\tau_R(V) = 1/\cosh\left(\frac{V-V_3}{2V_4}\right),$$

其中,V_1,V_3 是系统的参数,其取值依赖于 V_2 和 V_4 的取值,V_2 和 V_4 分别表示依赖于电压的 $m_{\infty}(V)$ 和 $W_{\infty}(V)$ 的斜率的倒数。

此模型是一个二维的动力系统,但是能描述神经元电活动的主要的动力学特性,比如静息态、激发态等不同模式的产生机理。

2.4.3　Chay 神经元模型

Chay 模型[143]是 20 世纪末,基于与 Ca 离子有关的 K 离子通道起重要作用的许多不同类型的可兴奋性细胞,如神经元、心肌细胞、感觉末梢(sensory terminal)、神经起搏点(neural pacemakers)以及冷觉感受器(cold receptors)等,而建立的具有统一性的新理论模型。Chay 模型考虑了细胞膜上具有的三种主要通道:可让 Na 离子和 Ca 离子进入细胞的依赖电位的混合通道,可让 K 离子流出的依赖电位的 K 离子通道和不依赖电位但依赖膜内 Ca 离子浓度的 K 离子通道,而且 Chay

模型的建立考虑了实际可兴奋性细胞的差异而提出了混合通道,其中混合电导 g_I 和混合可逆电位 V_I 表示作用无关的 Na 离子通道和 Ca 离子通道。这样,Chay 模型是仅包含有三个动力学变量的较简单、且无需外界电流激励的模型,方程如下:

$$\frac{\mathrm{d}V}{\mathrm{d}t} = g_I m_\infty^3 h_\infty (V_I - V) + g_{K,v} n^4 (V_K - V)$$

$$+ g_{K,c} \frac{C}{1+C}(V_K - V) + g_L(V_L - V), \tag{2.1}$$

$$\frac{\mathrm{d}n}{\mathrm{d}t} = \frac{n_\infty - n}{\tau_\infty}, \tag{2.2}$$

$$\frac{\mathrm{d}C}{\mathrm{d}t} = \rho[m_\infty^3 h_\infty (V_c - V) - K_c C], \tag{2.3}$$

其中方程(2.1)表示细胞膜电位 V 的变化所遵循的微分方程,等号右边四项分别为混合 Na 离子-Ca 离子通道中的电流、电导依赖电位的 K 离子通道电流、电导不依赖电位而依赖细胞膜内 Ca 离子浓度的 K 离子通道电流和漏电流;V_K, V_I 和 V_L 分别是 K 离子通道、混合 Na 离子-Ca 离子通道和漏电离子通道的可逆电位;g_I, $g_{K,v}$, $g_{K,c}$ 和 g_L 分别代表各通道的最大电导。方程(2.2)表示依赖于电位的 K 离子通道打开的概率的变化规律,其中 τ_n 是弛豫时间。方程(2.3)表示细胞膜内 Ca 离子浓度的变化规律,右边两项分别表示进出膜的 Ca 离子;K_c 是细胞内 Ca 离子流出的比率常数,ρ 是比例性常数,V_c 是 Ca 离子通道的可逆电位。

方程(2.1)~(2.3)中的 m_∞ 和 h_∞ 分别是混合 Na 离子- Ca 离子通道激活和失活的概率的稳态值,n_∞ 是 K 离子通道打开概率 n 的稳态值,它们的具体表达式为

$$m_\infty = \frac{\alpha_m}{\alpha_m + \beta_m},$$

$$n_\infty = \frac{\alpha_n}{\alpha_n + \beta_n},$$

$$h_\infty = \frac{\alpha_h}{\alpha_h + \beta_h},$$

其中

$$\alpha_m = \frac{0.1(25 + V)}{1 - \exp^{0.1V - 2.5}},$$

$$\beta_m = 4\exp - \frac{(V + 50)}{18},$$

$$\alpha_h = 0.07\exp(-0.05V - 2.5),$$

$$\beta_h = \frac{1}{1 + \exp(-0.1V - 2)},$$

$$\alpha_n = \frac{0.01(20 + V)}{1 - \exp(-0.1V - 2)},$$

$$\beta_n = 0.125 \exp\left(-\frac{V+30}{80}\right).$$

门控电位 K 离子通道的弛豫时间 τ_n 遵循如下方程

$$\tau_n = \frac{1}{\lambda_n(\alpha_n + \beta_n)},$$

其中 λ_n 是与 K 离子通道的时间常数相关的参数。

关于 Chay 神经元模型各参数的取值可以参见文献[144]。Chay 神经元模型能模拟可兴奋细胞的各种激发模式,比如周期峰、混沌性峰、周期性簇和混沌性簇等电节律形式[144]。通过对 Chay 神经元模型的数值仿真,表明其结果与电生理实验的许多结果非常相似[144~146],进一步说明了 Chay 神经元模型的生物合理性。

2.4.4　Hindmarsh-Rose 神经元模型

Hindmarsh 和 Rose[147]根据由电压钳实验获得的关于蜗牛神经细胞的数据,于 1982 年提出了 Hindmarsh-Rose(HR)神经元模型。实际上,HR 模型是 FHN模型的推广,模型中假设膜电位的变化率线性依赖于 z(通过电极的电流)和 y(内电流),并且非线性依赖于膜电位 x,其方程如下:

$$\dot{x} = -a(f(x) - y - z).$$

同时,模型中假设内电流的变化率由以下方程给出:

$$\dot{y} = b(g(x) - y).$$

为了确定函数 $f(x)$ 和 $g(x)$ 的形式,他们对池塘蜗牛的内脏神经节做了大量的实验,根据实验数据最后给出 $f(x) = cx^3 + dx^2 + ex + h$,$g(x) = f(x) - qe^{rx} + s$,其中 $a, h\ q, r$ 和 s 都是常数。

之后,Hindmarsh 和 Rose[141]于 1984 年将此模型做了进一步的修改。他们在实验中观察到,池塘蜗牛的脑神经起初处于静息态而不放电,当输入短的去极化电流脉冲时,会产生一簇比输入电流持续时间更长的动作电位。为了解释这种由去极化电流引发的簇放电现象,他们发现对原来的模型稍作变形就会产生另外两个平衡点,于是变形后具有三个平衡点的模型有一个稳定的平衡点和一个稳定的极限环。因此,输入短的电流脉冲引发了由稳定平衡点(即静息态)到稳定极限环(即反复放电状态)的转变。然后,他们又引入另外一个具有慢时间尺度的微分方程,用来调节一簇反复放电状态和静息态之间的转变。最后经修改后的 HR 神经元模型如下:

$$\dot{x} = y - ax^3 + bx^2 - z + I,$$
$$\dot{y} = c - dx^2 - y,$$
$$\dot{z} = r[s(x - x_0) - z],$$

其中 x 代表神经细胞的膜电位，y 是与内电流（例如 Na 离子或 K 离子）相关的恢复变量，z 表示与 Ca 离子激活的 K 离子电流相关的慢变调节电流。a,b,c,d,r,s 以及 x_0 都是系统参数，I 表示外界直流激励。

HR 神经元模型是神经元簇行为的一个数学的表达，它能模拟软体动物神经元重复峰和不规则的行为，是一类可兴奋的神经元模型。由于形式上简单，因此许多学者们常用它作为分析现实神经元网络的理想模型。

2.5 神经元的突触数学模型

突触是一个神经元与另一个神经元之间的机能连接点，是神经元之间传递信息的特殊结构，由著名的生理学家 Sherrington（谢灵顿）于 1897 年首次提出。当时他推测，在反射弧传导通路上存在着相邻两个神经元之间的特殊连接部位，这就是突触。谢灵顿当时主要把突触作为神经细胞之间发生机能联系的部位，而不是作为形态结构上的单位。一个神经元的细胞体由细胞核和神经纤维构成，神经纤维中接受信息的部分称为树突（dendrites），传送信息的部分称为轴突（axons），轴突通过突触和其他神经元连接起来，如图 2.6 所示。

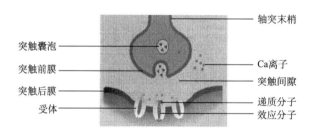

图 2.6　突触结构示意图

突触结构于 20 世纪 50 年代确立，一般来说，突触分为三个部分，即突触由突触前膜（presynaptic membrane）、突触后膜（postsynaptic membrane）和突触间隙（synaptic cleft）构成（具体的结构如图 2.6 所示）。按照神经元的不同连接部位又可以分为轴突-树突型，轴突-胞体型，轴突-轴突型，胞体-胞体型，树突-树突型等。按照其传递的性质可以分为兴奋性突触和抑制性突触等。按照结构和机制的不同，突触可以分为化学突触和电突触。

神经元之间的信息是通过其突触进行传递的，因此神经元之间的耦合作用也是通过突触实现的。如前所述，根据电脉冲的突触传递方式，神经元之间的耦合方式也可以划分为电突触耦合和化学突触耦合两种。化学突触是以化学物质（神经递质）作为通信的媒介，它在整个神经系统的传递方式中占主导地位。哺乳动物神经系统以化学突触占大多数,通常所说的突触是指化学突触而言。在结构上,突触的结构可分突触前成分、突触间隙和突触后成分三部分。突触前、后成分彼此相对的细胞膜分别称为突触前膜和突触后膜,两者之间在宽约 15nm～30nm 的狭窄间隙为突触间隙,内含糖蛋白和一些细丝。突触前成分通常是神经元的轴突终末,呈球状膨大,它们在银染色标本中呈现为棕黑色的环扣状,附着在另一神经元的胞体或树突上,称突触扣结(synaptic button)。神经递质经过突触间隙传递到后一神经元的突触后膜;突触后膜接受递质的刺激,形成后膜电位;后膜电位积累达到阈值后,形成动电位向外传递。神经递质在突触前膜和突触间隙的变化涉及复杂的化学反应,因此神经脉冲在突触前神经元和突触后神经元的传递只是电传递过程,而在突触内的传递则是化学传递过程,如图 2.6 所示。由于突触间隙的存在,神经信号通过突触时有明显的突触延搁,约为 0.5ms～2ms。

根据电脉冲在化学突触传递的过程和化学突触的生理特性,相关的学者们建立了一些描述化学突触的突触模型。下面介绍主要的几种化学突触的数学模型。

1. 化学突触模型 1[148]

最简单的刻画神经元化学突触的模型是下面的形式:

$$I_{\text{syn}} = G_{\text{syn}} H(V_{\text{pre}}(t - \tau) - V_{\text{thresh}}),$$

这里 V_{thresh} 为突触阈值,G_{syn} 是耦合强度,H 是 Heaviside 阶梯函数,τ 是神经元信息传递的时滞。在此模型中,当突触前神经元的膜电位超过阈值 V_{thresh} 时对突触后的神经元产生作用,即输入强度为 G_{syn} 的电流使得突触后神经元的膜电位发生变化。如果 $G_{\text{syn}} > 0$,此时的突触作用为兴奋性化学突触;相反的突触作用为抑制性化学突触。

2. 化学突触模型 2

Rabinovich[149]考虑了突触延时和神经元的兴奋和抑制的机制,1997 年建立了具有时间滞后的突触模型,方程如下:

$$I_{\text{syn}} = G_{\text{syn}}(V - V_{\text{syn}}) H(V_{\text{pre}}(t - \tau) - V_{\text{thresh}}),$$

其中 G_{syn} 是耦合强度,V_{syn} 是突触可逆电位。Heaviside 函数 H 考虑了突触阈值 V_{thresh},τ 是突触传递的时间延迟,与兴奋性从突触前膜到突触后膜传递的化学机制有关。对于兴奋性和抑制性突触的模拟通过调节突触可逆电位的取值来实现。

3. 化学突触模型 3

Kandel 等[150~152]基于前突触神经元的激发时间和信息传递的时滞,提出了一个动态的突触模型。其具体的表达式如下:

$$I_{\text{syn}}^i = -\sum_{j \neq i} G_{\text{syn}}(V^i - V_{\text{syn}})\alpha^j,$$

$$\frac{\mathrm{d}\alpha^j}{\mathrm{d}t} = \frac{b^j}{\tau},$$

$$\frac{\mathrm{d}b^j}{\mathrm{d}t} = -2\frac{b^j}{\tau} - \frac{\alpha^j}{\tau},$$

其中 G_{syn} 表示化学突触的耦合强度，V_{syn} 是突触可逆电位，它依赖于前突触神经元突触传递的种类和接收者。耦合作用是抑制还是兴奋依赖于 V_{syn} 的取值，如果 $V_{syn} > V_{eq}$，那么耦合作用是兴奋的；如果 $V_{syn} < V_{eq}$，那么耦合作用是抑制的，其中 V_{eq} 是单个神经元的静息电位，τ 是电导的时间常数。当第 j 个神经元的动作电位通过一个规定的阈值时，神经元的动作电位开始激发，从而在时滞 τ_d 后作用到第 i 个神经元。按照作用元素 α^j 的变化可以理解为：当神经元膜电位通过阈值的时刻为 t_i，在时刻 $t_i + \tau_d$ 后，每个向量 (α^j, b^j) 重新跳回原来的初值 $(0, 1)$。这个方程描述了突触传递对时间的依赖性。

4. 化学突触模型 4

在 1996 年，Sharp 等人[153~154]基于神经递质在突触缝隙中的释放和在后突触神经元内的吸收特点，提出了一个化学突触模型，其模型遵循如下的变化规律：

$$I_{syn} = G_{syn} s (V - V_{syn}),$$

$$\tau \frac{\mathrm{d}s}{\mathrm{d}t} = \frac{s_\infty(V_{pre}) - s(t)}{s_0 - s_\infty(V_{pre})},$$

其中 V_{syn} 是突触的可逆电位，它的取值决定于化学耦合是抑制还是兴奋，V_{pre} 是前突触电位，V 是后突触神经元的膜电位，τ 是一个时间尺度，s_∞ 遵循下面的规则：

$$s_\infty(V) = \begin{cases} \tanh\dfrac{V - V_{th}}{V_{slope}}, & \text{如果 } V > V_{th}, \\ 0, & \text{如果 } V \leqslant V_{th}, \end{cases}$$

其中 V_{th} 是一个阈值，V_{slope} 是一个变化斜率，实际上 $s_\infty(V)$ 类似于一个 Heaviside 的函数。

电突触（electrical synapse）也称为缝隙连接（gap junction），是神经元间传递信息的最简单形式。在两个神经元间的接触部位，存在缝隙连接，接触点的直径约为 $0.1\mu m \sim 10\mu m$ 以上，也有突触前、后膜及突触间隙。突触的结构特点是突触间隙仅 $1\mu m \sim 1.5\mu m$，前、后膜内均有膜蛋白质。图 2.7 表明了缝隙连接的一个结构示意图。

缝隙连接在神经系统中主要存在于胶质细胞之间，在哺乳动物的脊髓、海马和下丘脑等部位的神经元之间，广泛存在着相当数量的缝隙连接。在第 5 对脑神经的中脑核，存在着胞体与轴突起始段之间的电突触。在第 8 对脑神经前庭复合体的 Deiter 氏核，电突触发生在胞体和轴突中末之间。此外，缝隙连接也常见于视网膜水平细胞之间、光感受器之间和无长突细胞之间。缝隙连接可存在于树突与树突、胞体与胞体、轴突与轴突器之间。神经元之间存在的电突触能够导致神经元集群同步放电。缝隙连接使得电流可以从第一个神经元流向第二个神经元，同样

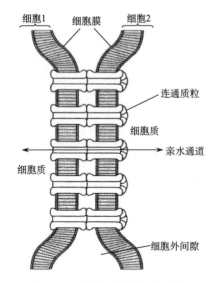

图 2.7　电突触连接的结构示意图

也可以由第二个神经元流向第一个神经元，而且流经缝隙连接的电流和神经元之间的电位差存在简单的线性关系。根据电突触的生理特征，即流经缝隙连接的电流正比于神经元之间的电位差，因此可以应用欧姆定律建立神经元电突触耦合的数学模型。电突触耦合的数学模型一般写作：

$$I_{\text{ele}} = g_{\text{ele}}(V_{\text{pre}}(t - \tau) - V_{\text{post}}),$$

其中 V_{pre}，V_{post} 分别表示突触前和突触后膜电位，$g_{\text{ele}} > 0$ 表示缝隙电阻，通常称为电突触耦合强度，τ 是突触前神经元的信息传递到突触后神经元的时滞。

　　一个神经元既可与其他神经元建立许多突触连接，亦可接受来自其他神经元的许多突触信息。一个神经元上突触数目的多少视不同的神经元而有很大差别，例如小脑的颗粒细胞只有几个突触，一个运动神经元要有 1 万个左右突触，而小脑的蒲肯野细胞树突上的突触就有 10 万个以上。这些突触是建立神经元联系的媒介物，神经元通过突触的相互作用进行信息的传递和交流。为了行使不同的功能，神经元之间的联系形式是多种多样的，有环状形式、汇聚形式和发散的形式等，图 2.8 表明了神经元的几种联系形式。而在一个大的神经元集群中，由于各种联系形式的共存，这样就构成了一个小世界的神经元网络。

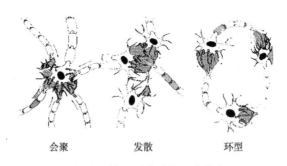

　　　　会聚　　　　　　　　发散　　　　　　　环型

图 2.8　神经元联系的几种形式

2.6　动力系统的同步概念

　　早在 1665 年，荷兰物理学家、天文学家 Huygens 躺在病床上惊讶地发现，挂在同一横梁上的两个钟的摆在一段时间以后会出现同步摆动的现象，即它们的振荡完全一致,而钟摆总是沿着相反的方向运动。这一发现对当时科学技术的发展产生了极大的影响,也极大地增加了时间测量的准确性。也正是这一现象的发现,开辟了数理科学的一个重要分支——耦合振子理论,并以此为主线揭示了自然界中相当普遍的同步现象及其机理。

随着电机工程和无线电工程的发展,同步现象的探索也进入了新的阶段。1920 年,Eccles 和 Vincent 在实验中将两个频率有微小差异的发电机耦合起来,证明耦合作用使得两个发动机以相同的频率振动。几年后,Van der Pol 等重复并扩展了此实验,并首次对这一现象进行了理论研究。考虑最简单的情形,他们证明通过施加弱的和其频率稍有差异的外界信号,可以使得一个发动机的频率与外界信号实现同步化。这一同步现象用来通过施加弱的但是准确的外界信号来稳定一个强大的发动机的频率。之后,各个领域的科学家观察到了很多有趣的同步现象并将其记录了下来,数学家、工程师、物理学家以及其他领域的科学家进行了大量的研究工作来进一步理解同步现象。

另一方面,各种生命系统的同步现象也相继被发现。1680 年,荷兰旅行家 Kaempfer(肯普罗)在 Siam(暹罗)旅行时,记录下了在渭南河上顺流而下的时候观察到的一个奇特现象:“一些明亮发光的昆虫飞到一棵树上,停在树枝上,有时候它们同时闪光,有时候又同时不闪光,闪光和不闪光很有规律,在时间上很准确。”肯普罗游记中所说的昆虫是萤火虫,这也是关于观察到振荡系统群体同步的首次记录。1729 年,法国天文学家、数学家 de Mairan 注意到扁豆的叶子会随着昼夜的更替发生同步的移动,之后许多更复杂的实验都证明了生物钟的存在(即生命系统的生理节律与环境节律同步)。

实际上,在人们的日常生活中,同步现象俯拾皆是。例如,当一场精彩的演出结束时,剧场内在几秒钟时间里会响起雷鸣般的掌声。掌声在最初的时刻是零乱的,节奏不同,但是在几秒钟后,每个人都会和着别人的节奏鼓掌,然后大家用共同的节奏鼓起掌来。2000 年,在 Nature 杂志上发表的一篇文章从非线性动力学的观点阐述了观众掌声同步的产生机理[155]。在我们的心脏中,无数的心脏细胞同步震荡着,它们同时做着一个动作,使心瓣膜舒张开,然后又一下子同时停下来,心瓣膜就收缩了。

自 20 世纪以来,关于同步现象的发现越来越多,覆盖的领域也越来越广泛。在理论方面,数学家、工程师、物理学家以及其他领域的科学家作了更为系统的研究。但是,究竟什么是同步呢?同步实际上可以理解为振荡的物体通过相互作用来调节它们的节律。所谓振荡的物体,在物理学中通常称为是自激振荡的振子;而相互作用主要是通过耦合,耦合强度用来表示相互作用的强度;节律通常用周期和频率来描述。所以调节节律的现象通常被描述为周期或频率一致。然而,现如今众所周知的是,自激振荡的振子可能会产生相当复杂的、混沌的信号,因此同步的概念也进一步扩展到了混沌同步。这一节中我们将相继介绍有关同步的理论和应用。

2.6.1　周期系统的同步——锁频和锁相[156]

同步现象的发现最初是在周期系统,对同步现象的研究也同样始于周期系统的同步研究。对于同步的研究,最基本的数学思想是借助于相空间(phase space)。系统的相空间是由描述此系统的状态变量构成的,例如:一个单摆的状态是由它的位置(通常指其摆角)和速度来描述的,于是构成了二维相空间。这说明了系统任一时刻的状态可由相空间中的一个点来表示,当系统随时间演化时,这个点就随着时间的变化在相空间中走出一条轨迹。因此我们就可以在相空间中描述一个振子的运动。稳定的周期振子在相空间会沿着相同的轨迹周而复始地运动,因此周期振子的稳定解对应相空间中的一条闭轨道。

自激振荡的振子本质上是非线性的。数学上来说,这样的振子是由自治的非线性动力系统来描述的,它不同于线性振子和能量守恒的非线性振子。对于线性振子而言,如果有阻尼存在的话,它只能在外力的作用下才能振荡;而非线性的能量守恒系统依赖于初始条件。为了确定不同振子之间的相位关系(例如确定它们是同相的还是反相的),我们必须定义系统的相位。对于自激振荡的振子,相位 ϕ 的定义是使其随着时间一致增长,并且振子每随着它的极限环运动一周,相位就增加 2π。除此之外,每个振子还可以定义它的自然角频率,记为 ω,此量描述了振子相位变化的速度。周期系统的同步问题可以分为两大类:外界驱动下周期振子和驱动力的同步以及两个相互作用的周期振子的同步。对于周期系统的同步问题一般用锁相或锁频来刻画。相位同步是一种同步化程度比较弱的同步现象,发生相位同步时,两个系统的相位可能已经锁定,但是它们的幅值可能会完全不同。

实际上,稳定的周期振荡由相空间中的稳定极限环来表示。假设沿着极限环上运动的相点的相位由 $\phi(t)$ 表出,其动力学方程为

$$\frac{\mathrm{d}\phi(t)}{\mathrm{d}t} = \omega_0, \tag{2.4}$$

其中 $\omega_0 = \dfrac{2\pi}{T_0}$, T_0 是振动周期。由(2.4)很显然可以得出相位对应于零 Lyapunov 指数,而负的 Lyapunov 指数对应于振幅变量。但是,我们并不考虑振幅变量所满足的方程,因为它们并不具备普遍性。

当外界频率为 ν 的周期力作用于此周期振子时,得到此振子和外界周期力的相位方程如下:

$$\frac{\mathrm{d}\phi(t)}{\mathrm{d}t} = \omega_0 + \varepsilon G(\phi, \psi),$$

$$\frac{\mathrm{d}\psi(t)}{\mathrm{d}t} = \nu, \tag{2.5}$$

其中 $G(\cdot, \cdot)$ 是 ϕ 和 ψ 的以 2π 为周期的函数，ε 是作用力的强度。系统(2.5)实际上描述的是二维环面上的运动,此二维环面是由极限环在周期扰动下运动所形成的,如图 2.9 所示(引自文献[156])。如果我们每隔时间 $t_n = n\frac{2\pi}{\nu}$ 记录周期振子的相位 ϕ,得到如下圆映射:

$$\phi_{n+1} = \phi_n + \varepsilon g(\phi_n), \tag{2.6}$$

其中以 2π 为周期的函数 $g(\phi)$ 由系统(2.5)的解来定义。根据圆映射理论,周期振子的动力学行为是由旋转数(winding number)$\rho = \lim_{n \to \infty} \frac{\phi_n - \phi_0}{2\pi n}$ 来决定,ρ 和初始点 ϕ_0 无关,其结果可能是有理数也可能是无理数。如果 ρ 是无理数,则运动是准周期的,轨道在环上稠密;否则的话,如果 $\rho = \frac{p}{q}$,则存在一周期为 q 的稳定轨道,满足 $\phi_q = \phi_0 + 2\pi p$。后者称为锁相或同步。由连续系统(2.5)可知,旋转数是相位 ϕ 的平均变化率和周期外力的频率 ν 的比值,即

$$\rho = \frac{\left\langle \frac{\mathrm{d}\phi}{\mathrm{d}t} \right\rangle}{\nu} = \frac{\omega}{\nu}, \tag{2.7}$$

ρ 是无理数对应准周期解,ρ 是有理数对应稳定的周期运动。

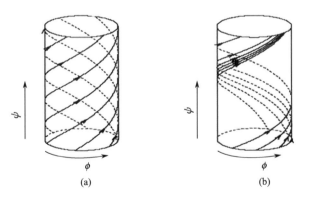

图 2.9 (a)环面上的准周期;(b)周期流

$\omega = \nu$ 的同步区域对应于旋转数为 1,其他的同步区域通常狭窄得多。典型的同步区域称为"Anold 舌头"(Anold tongue),如图 2.10 所示(引自文献[156])。

相位同步的概念只适用于自治的连续系统,实际上,如果系统是离散的(即映射),其周期是一个整数,这个整数并不能通过连续的方式调整为另外其他的整数。

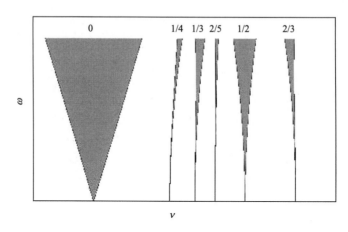

图 2.10   Anold 舌头示意图（旋转数标于区域顶端）

对于受迫连续振荡,结果也一样,其振荡频率完全由强迫力的频率决定,并不能调整为其他的整数。

同步条件(2.7)并不表示周期振子的相位 ϕ 和外界作用力的相位 ψ 之差(或者两个相互作用的振子的相位差)一定是常数。实际上,条件(2.5)说明为了使得 $\phi-\psi=$const,函数 G 应该不仅仅依赖于两个独立的相位,而且依赖于它们的差,即 $G(\phi,\psi)=G(\phi-\psi)$。记此相位差为 $\varphi=\phi-\psi$,于是方程(2.5)可进一步化为

$$\frac{\mathrm{d}\varphi}{\mathrm{d}t}=\omega_0-\nu+\varepsilon q(\varphi),\tag{2.8}$$

同步状态下此方程应该至少有一个稳定点。如果频率不匹配足够小就会达到同步状态,而且 $\varepsilon q_{min}<\nu-\omega_0<\varepsilon q_{max}$,这一条件决定了 (ω,ε) 平面上的同步区域。在这一区域内,相位差保持常数不变,即 $\varphi=\delta$,此常数的值依赖于失谐,即 $\delta=q^{-1}[(\nu-\omega_0)/\varepsilon]$。一般来说,耦合函数 $G(\phi,\psi)$ 并不能简化为相位差 φ 的函数。因此,即使是在同步区域,φ 不是常数而是波动的,但波动是有界的。于是,我们可以根据如下关系式定义锁相:

$$|\phi(t)-\psi(t)-\delta|<\text{const.}\tag{2.9}$$

由此条件可得锁频的条件 $\langle\dot\phi\rangle=\nu$。后面的关于锁相的定义可以用来处理下面我们要讨论的关于混沌振子的锁相。

自激振荡的系统是理想化的模型,实际的系统不能孤立于外界环境而单独考虑,而是总要受到不同不规则扰动的作用。此外,由于存在热起伏,系统本身内部的参数也会稍有不同,因此受外界激励的周期系统总是同时受到噪声的作用。没有噪声的情况下,周期振子的相位随着时间的变化线性增长,也就是存在关系 $\phi=$

$\omega_0 t + \phi_0$,而噪声使得振子的相位表现出很大的随机偏差,这类似于扩散的布朗粒子随机地受到分子的碰撞,于是通常把噪声对周期振子相位的影响称为引起相位扩散。噪声的作用使得振荡周期不再是常数,但是如果噪声是无偏的,那么顺时针方向和逆时针方向的随机偏差相互抵消,振子最终的平均周期$\langle T_0 \rangle$和无噪声影响时的周期 T_0 一致,相应地平均频率也是 ω_0;否则,如果噪声不是无偏的,振子最后的平均频率$\langle \omega_0 \rangle$不同于 ω_0。因此,噪声作用下周期振子和外界激励的锁频就用 $\langle \omega_0 \rangle = \Omega$ 来衡量。由于噪声使得周期振子的相位出现了随机的移动,此时考虑相位差$\delta\phi = (\phi - \psi)(\text{mod } 2\pi)$的分布,从统计学的角度,锁相就刻画为相对相位差在 $(0, 2\pi)$ 区间上的分布图存在明显的峰。

在耦合周期振子同步问题的研究中,耦合作用可以分为单向的和双向的两种情况,单向耦合实际上就是上述提到的外界驱动的作用。双向耦合的振子相互影响,耦合作用使得它们的频率都发生了改变。假设两个耦合振子的原始频率分别为 ω_1 和 ω_2,且有 $\omega_1 < \omega_2$,耦合作用使得它们的频率分别变为 Ω_1 和 Ω_2,那么如果耦合作用足够强,两个振子相互调节频率满足 $\Omega_1 = \Omega_2 = \Omega$,则达到锁频,一般地有 $\omega_1 < \Omega < \omega_2$。锁相即意味着两个振子的相位之间存在某种关系,这种关系不仅依赖于原始频率差和耦合强度,而且依赖于耦合方式。实验中,相位吸引的相互作用导致同相同步,而相位排斥的相互作用导致反相同步。因此,相互耦合周期振子锁相的条件和上述情况相同,即满足 $|n\phi_1 - m\phi_2| < \text{const}$,同样,高阶锁频的条件为 $n\Omega_1 = m\Omega_2$。噪声对相互耦合周期振子同步的影响和上述讲到的相同,并且锁频和锁相的判别条件也相同。

2.6.2 混沌系统的同步[156~157]

过去的几十年里,非线性动力学的重要进展就是在相当简单的非线性系统中发现了复杂的混沌现象,"混沌"是指发生在确定性系统中的貌似随机的不规则运动,一个确定性理论描述的系统,其行为却表现为不确定性、不可重复、不可预测,这就是混沌现象。进一步研究表明,混沌是非线性动力系统的固有特性,是非线性系统普遍存在的现象。Newton 确定性理论能够处理的多为线性系统,而线性系统大多是由非线性系统简化来的。因此,在现实生活和实际工程技术问题中,混沌是无处不在的!

混沌系统具有对初始条件的敏感依赖性,此即著名的"蝴蝶效应"。理解它的一个很好的比喻就是:一只蝴蝶在南美洲扇动翅膀,有可能会在美国的德克萨斯州引起一场龙卷风。当系统进入混沌过程后,系统或表现为整体的不可预言,或表现为局部的不可预言。混沌研究者们在自然界和社会中发现了大量混沌现象,如湍流中的旋涡,闪电的分支路径,流行病的消涨、股市的升降、心脏的纤颤、精神病行为、城镇空间分布及规模与数量等级等。混沌系统的内部具有有序性,是指混沌内部有结构,而且在不同层次上其结构具有相似性,即所谓的自相似性。混沌内部的有序还表现为不同系统之间跨尺度的相似性,即所谓普适性。如果在相位空间中描述一个混沌振子,其几何结构就不再是类似于极限环的规则形状,而是称为奇怪吸引子(strange attractor)的复杂结构。

随着非线性动力学的发展以及人们对混沌的进一步认识,同步问题的研究也从周期振子扩展到了混沌系统的同步。与周期系统的同步相对应,混沌同步也存在两种形式,即混沌系统和外界激励同步或相互作用的混沌系统同步。混沌同步原理在 1990 年由美国海军实验室的学者 Pecora 和 Caroll 提出,他们在电子线路上首先实现了混沌同步。随后,混沌同步的研究得到了进一步的推广,大大推进了应用研究,诸如在电子学、机密通信、密码学、激光、化学、生物、脑科学及神经网络系统等众多领域中,混沌同步都有很大的应用潜力。到目前为止,各种各样的混沌同步现象得到了深入的研究,包括完全同步、相位同步、滞后同步以及广义同步等。这一小节中我们将相继介绍混沌系统的这几类同步现象。

1. 完全同步

混沌系统具有对初始条件敏感依赖的特征,因此,即使是两个完全相同的混沌系统,只要它们的初始条件有微小的差异,随着时间的演化,它们的状态最终会完全不同。但是对于耦合的完全相同的混沌系统,只要耦合强度足够大,随着时间的演化,它们的状态变量最终会完全相同,即达到了完全同步。以下对完全同步的讨论都针对连续系统,相应的方法和结论很容易地可以扩展到离散系统,即混沌映射的情形。

至于耦合而言,有两种情况:单向耦合和双向耦合。单向耦合的两个系统中其中只有一个系统受到另一个系统的作用,而双向耦合的两个系统互相影响。单向耦合和双向耦合作用都能实现完全同步,耦合方式在全同混沌振子完全同步的实现中起着重要的作用。

对于单向耦合的混沌系统,下面讨论两种同步方案,即 Pecora 和 Caroll 提出的驱动-响应(driver-response)方案以及主动-被动分解(active-passive decomposition)方案,下面我们分别讨论混沌系统在这两种同步方案下的完全同步问题。

(1) 驱动-响应方案。这种方案中,Pecora 和 Caroll 把混沌系统分成稳定部分和不稳定部分,把具有负的 Lyapunov 指数的稳定部分复制成一个响应系统,然后把响应系统与驱动系统用驱动系统中的驱动信号耦合起来,由此可达到响应系统和驱动系统同步。

考虑一个时间演化方程如下的混沌系统:

$$\dot{z} = F(z), \tag{2.10}$$

这里 $z = (z_1, z_2, \cdots, z_n)$ 是一 n 维状态变量,$F: \mathbb{R}^n \to \mathbb{R}^n$ 定义了一个向量场

驱动-响应方案中假设系统(2.10)是可分解的,即可以把系统(2.10)分解为

如下三个系统：

$$\left.\begin{array}{l} \dot{\boldsymbol{u}} = f(\boldsymbol{u}, \boldsymbol{v}) \\ \dot{\boldsymbol{v}} = g(\boldsymbol{u}, \boldsymbol{v}) \end{array}\right\} \quad 驱动, \tag{2.11}$$

$$\dot{\boldsymbol{w}} = h(\boldsymbol{u}, \boldsymbol{w}) \} \quad 响应, \tag{2.12}$$

其中 $\boldsymbol{u} \equiv (u_1, u_2, \cdots, u_m)$, $\boldsymbol{v} \equiv (v_1, v_2, \cdots, v_k)$, $\boldsymbol{w} \equiv (w_1, w_2, \cdots, w_l)$, 且 $n = m + k + l$。方程(2.11)定义了驱动系统, 而(2.12)则表示响应系统, 并且响应系统的演化过程通过驱动信号 $\boldsymbol{u}$ 受驱动系统的影响。

在这种分解方案下, 首先复制一个接受相同响应驱动信号 $\boldsymbol{u}$ 的响应系统 $\boldsymbol{w}'$, 满足方程 $\dot{\boldsymbol{w}}' = h(\boldsymbol{u}, \boldsymbol{w}')$, 当两个响应系统 $\boldsymbol{w}$ 和 $\boldsymbol{w}'$ 的运动轨道一致时, 则称系统达到了完全同步。现在的中心问题是：当我们复制一个响应系统 $\boldsymbol{w}'$ 后, 何时响应系统是一个稳定的子系统? 即当给 $\boldsymbol{w}(t)$ 和 $\boldsymbol{w}'(t)$ 以相同的驱动信号, 在什么条件下, $\lim_{t \to \infty} e(t) = 0$(这里 $e(t)$ 是定义为 $e(t) \equiv \| \boldsymbol{w}(t) - \boldsymbol{w}'(t) \|$ 的同步差)? 根据矢量场, 我们有

$$\begin{aligned} \dot{\boldsymbol{e}} &= h(\boldsymbol{v}, \boldsymbol{w}') - h(\boldsymbol{v}, \boldsymbol{w}) \\ &= D_w h(\boldsymbol{v}, \boldsymbol{w}) \boldsymbol{e} + o(\boldsymbol{v}, \boldsymbol{w}), \end{aligned} \tag{2.13}$$

这里 $D_w h$ 是响应系统矢量场的 Jacobi 行列式对响应系统变量 $\boldsymbol{w}$ 求偏导数。$o(\boldsymbol{v}, \boldsymbol{w})$ 为高阶项, 在 $e(t)$ 很小的极限下, 有

$$\dot{\boldsymbol{e}} = D_w h(\boldsymbol{v}, \boldsymbol{w}) \boldsymbol{e}. \tag{2.14}$$

若 $\boldsymbol{w}(t)$ 是常数或周期态, 则可求出 $D_w h$ 的特征值或 Flouquet 乘数以判断 $\boldsymbol{w}(t)$ 的稳定性。但是这里 $\boldsymbol{w}(t)$ 受混沌信号 $\boldsymbol{u}(t)$ 所驱动, Pecora 和 Caroll 证明了：只有当响应系统的条件 Lyapunov 指数为负值时, 才能达到响应系统与驱动系统的混沌同步。

(2) 主动-被动分解方案。对于系统(2.10), 这种方案将一个混沌自治系统改写成一个非自治系统：

$$\dot{\boldsymbol{x}} = f(\boldsymbol{x}, s(t)), \tag{2.15}$$

其中驱动信号 $s(t) = h(\boldsymbol{x})$ 或 $\dot{s}(t) = h(\boldsymbol{x}, s)$。令

$$\dot{\boldsymbol{y}} = f(\boldsymbol{y}, s(t)) \tag{2.16}$$

是受到相同驱动 $s(t)$ 的非自治系统(2.15)的一个复制系统。如果这两个系统的差满足的微分方程

$$\dot{\boldsymbol{e}} = f(\boldsymbol{x}, s) - f(\boldsymbol{y}, s) = f(\boldsymbol{x}, s) - f(\boldsymbol{x} - \boldsymbol{e}, s)$$

的不动点 $\boldsymbol{e} = 0$ 稳定, 则系统(2.15)和系统(2.16)的同步状态 $\boldsymbol{x} = \boldsymbol{y}$ 是稳定的。

一般地, 当非自治系统(2.15)的所有条件 Lyapunov 指数都为负时, 就达到了完全同步。这种情况下, 系统(2.15)是一个被动系统, 没有驱动作用时会趋向于不

动点。因此,称由 h 和 f 给出的分解为原始系统(2.10)的主动-被动分解。

对于双向耦合的混沌系统,考虑如下方程:

$$\dot{\boldsymbol{x}} = f(\boldsymbol{x}) + \hat{C} \cdot (\boldsymbol{y} - \boldsymbol{x})^{\mathrm{T}}, \tag{2.17}$$

$$\dot{\boldsymbol{y}} = f(\boldsymbol{y}) + \hat{C} \cdot (\boldsymbol{x} - \boldsymbol{y})^{\mathrm{T}}, \tag{2.18}$$

这里 $\boldsymbol{x}$ 和 $\boldsymbol{y}$ 表示两个混沌系统的 n 维状态变量,$f: \mathbb{R}^n \to \mathbb{R}^n$ 是一个向量函数,$\hat{C}$ 是一个耦合矩阵,其中的元素决定了耦合方式。

随着耦合的增强,上述系统会经历从不同步到完全同步的转变,但是临界值决定于耦合矩阵的结构。特别地,当 $\hat{C} = c\hat{\boldsymbol{I}}$($\hat{\boldsymbol{I}}$ 是单位矩阵)时,两个系统达到完全同步的临界值为 $c = \frac{1}{2}\lambda_{\max}$,这里 $\lambda_{\max}$ 是未耦合系统的最大 Lyapunov 指数。

上面的分析过程可以看出,实际上耦合系统完全同步的判断可以转化为同步状态的稳定性问题来研究。判断两个耦合混沌系统达到完全同步的条件有以下几种:

(a) 计算同步差系统 $\dot{\boldsymbol{e}} = \mathrm{D}_x(s(t))\boldsymbol{e}$ 的 Lyapunov 指数,即上面提到的条件 Lyapunov 指数。条件 Lyapunov 指数(conditional Lyapunov exponent)都小于零是实现完全同步的必要条件。

(b) 对于给定的耦合混沌系统,如果能找到一个 Lyapunov 函数 $L(\boldsymbol{e})$,使得同步差 $\boldsymbol{e}$ 满足如下条件:

(i) 对于所有的 $\boldsymbol{e} \neq 0$,$L(\boldsymbol{e}) > 0$;而当 $\boldsymbol{e} = 0$ 时,$L(\boldsymbol{e}) = 0$;

(ii) 对于所有的 $\boldsymbol{e} \neq 0$,$\dfrac{\mathrm{d}L}{\mathrm{d}t} < 0$,

则同步流形 $\boldsymbol{x} = \boldsymbol{y}$ 是全局稳定的,这是实现完全同步的充要条件。

(c) 假设 $\boldsymbol{x}$ 和 $\boldsymbol{y}$ 分别是耦合混沌系统的状态变量,如果同步差 $\boldsymbol{e} = \boldsymbol{x} - \boldsymbol{y}$ 满足的方程经线性化之后为

$$\dot{\boldsymbol{e}} = \mathrm{D}_y(\boldsymbol{y}(t))\boldsymbol{e} = A + B(\boldsymbol{x}, t).$$

假设 A 不依赖于时间 t 并且可以对角化,则完全同步实现的一个充分条件为

$$-\operatorname{Re}(\lambda_m) > \langle \parallel P^{-1}BP \parallel \rangle, \tag{2.19}$$

这里 $\operatorname{Re}(\lambda_m)$ 是 A 的最大特征值的实部,$P = (v_1, v_2, \cdots, v_d)$,其中 v_j 是 A 的特征向量,$\langle \cdot \rangle$ 表示沿着轨道对时间求平均。

2. 相位同步

完全同步是在两个全同的混沌系统达到的一种同步行为,但是在实际生活中我们见到的相互作用的混沌系统大多是不全同的,这样就需要研究较弱的同步行为,即下面的几种同步行为。首先我们来介绍相位同步。

为了研究相位同步,首要的问题是定义混沌系统的相位。混沌系统相位的定

义方法有很多,其中包括解析信号逼近的方法,针对围绕一个参照点做固定旋转的振子的直观方法以及基于 Poincaré 映射的方法,下面我们分别介绍这几种方法。

(1) 解析信号逼近的方法。对于一个混沌系统的某个状态变量 $s(t)$,其在复平面上的解析信号构造如下:

$$w(t) = s(t) + \mathrm{i}\tilde{s}(t) = A(t)\mathrm{e}^{\mathrm{i}\phi(t)},$$

其中函数 $\tilde{s}(t)$ 是状态变量 $s(t)$ 的 Hilbert 变换,

$$\tilde{s}(t) = \frac{1}{\pi}\mathrm{P.\,V.}\int_{-\infty}^{\infty}\frac{s(\tau)}{t-\tau}\mathrm{d}\tau,$$

这里 P. V. 代表积分的 Cauchy 主值(Cauchy principle value)。于是,瞬时振幅和相位定义如下:

$$A(t) = \sqrt{s^2(t) + \tilde{s}^2(t)}, \quad \phi(t) = \arctan\left(\frac{\tilde{s}}{s}\right) + k\pi, \quad k = 0, \pm 1, \cdots \tag{2.20}$$

对于以上的定义方式,此系统的平均频率可如下计算:

$$\langle \omega \rangle = \lim_{T\to\infty}\frac{1}{T}\int_0^T \frac{\mathrm{d}\phi(t)}{\mathrm{d}t}\mathrm{d}t = \lim_{T\to\infty}\frac{\phi(t_0+T)-\phi(t_0)}{T}. \tag{2.21}$$

(2) 直观方法。如果混沌系统在某两个状态变量构成的相平面(例如 xy 平面)上的投影只有一个旋转中心,则可以利用直观方法如下定义相位:

$$\phi(t) = \arctan\frac{y(t)-y_0}{x(t)-x_0}, \tag{2.22}$$

其中 (x_0, y_0) 是此投影的旋转中心。

(3) 基于 Poincaré 映射的方法。虽然混沌振荡具有不规则性,但是在其时间序列里我们可以确定两个相似事件之间的时间,例如某个状态变量两次达到最大值的时间。从非线性动力学的理论来讲,这种方法即根据某个变量达到最大值的条件来构造一个 Poincaré 截面,并且记录轨线连续从一个方向穿过此 Poincaré 截面的时间。当然,对于混沌系统这些回归时间是不相等且不规则的。将这些回归时间定义为系统的瞬时周期,那么进一步可以定义其平均周期。最简单的方法是,取定一个足够长的时间区间 τ,根据 Poincaré 映射记录下所选事件发生的次数 N_τ,则比率 $\frac{\tau}{N_\tau}$ 就是平均周期,相应地,此混沌振子振荡的平均频率为 $\langle \omega \rangle = 2\pi\frac{N_\tau}{\tau}$。此时,相位可以如下定义:

$$\phi(t) = 2\pi\frac{t-t_n}{t_{n+1}-t_n} + 2\pi n, \quad t_n \leqslant t \leqslant t_{n+1}, \tag{2.23}$$

这里 t_n 是轨线第 n 次穿过截面的时间。

定义了相位和平均频率之后,混沌系统相位同步的定义和周期振子的相同,可以刻画为锁频或者是锁相。对于受到外界周期激励的混沌系统,其在外界激励的频率和幅度的相平面上的锁频区域是类似于周期振子的 Arnold 舌头。对于耦合混沌系统而言,达到锁相时相位满足关系式 $|n\phi_1 - m\phi_2| < \mathrm{const}$,但是它们的振荡幅度是几乎不相关的。

3. 滞后同步

对于耦合的两个非全同混沌系统,如果耦合强度比较弱,则会达到锁相,而此时它们的振幅无关联。然后继续增大耦合强度,它们的振幅也会建立起关系,出现滞后同步现象,即两个振子的状态几乎相同,只是在时间上一个系统滞后于另一个系统。此时可以考察振幅的动力学行为来研究滞后同步。当耦合强度超过某个临界值后,系统的状态会保持几乎一致,只是有一定的滞后时间 τ_0,使得

$$\boldsymbol{x}(t + \tau_0) \approx \boldsymbol{y}(t).$$

为了定量地刻画滞后同步,引入一个相似函数如下:

$$S^2(\tau) = \frac{\langle (\boldsymbol{x}(t+\tau) - \boldsymbol{y}(t))^2 \rangle}{\sqrt{\langle \boldsymbol{x}^2(t) \rangle \langle \boldsymbol{y}^2(t) \rangle}}, \tag{2.24}$$

假如使得相似函数达到最小值 $\sigma = \min_\tau S(\tau) = S(\tau = \tau_0)$ 的滞后时间为 τ_0,则如果满足 $S(\tau_0) \approx 0$,即表示两个混沌系统达到滞后时间为 τ_0 的滞后同步。

两个耦合的非全同混沌系统随着耦合强度的增加,同步的转变过程为:从相位同步到滞后同步,然后再到几乎完全同步(almost complete synchronization)。

4. 广义同步

对于两个单向耦合的非全同混沌系统,当这两个系统有本质差异的时候,我们无法断定出这两个系统是否会实现同步。解决此问题的关键是将同步的概念进一步扩展,来刻画耦合系统的非全同性,于是国外的学者引入了广义同步的概念。

考虑如下单向耦合的系统:

$$\begin{aligned} \dot{\boldsymbol{x}} &= F(\boldsymbol{x}), \\ \dot{\boldsymbol{y}} &= G(\boldsymbol{y}, h_\mu(\boldsymbol{x})), \end{aligned} \tag{2.25}$$

其中 $\boldsymbol{x}$ 是驱动系统的 n 维状态变量,$\boldsymbol{y}$ 是响应系统的 m 维状态变量,F 和 G 是向量场,满足 $F:\mathbb{R}^n \to \mathbb{R}^n$ 和 $G:\mathbb{R}^m \to \mathbb{R}^m$,系统之间的耦合方式由向量场 $h_\mu(\boldsymbol{x}):\mathbb{R}^n \to \mathbb{R}^m$ 决定,此函数依赖于参数 μ。当 $\mu = 0$ 时,响应系统不依赖于驱动系统;当 $\mu \neq 0$ 时,如果存在一个变换 $\psi:\boldsymbol{x} \to \boldsymbol{y}$,将驱动系统吸引子的轨道映射到响应系统吸引子的轨道内,即 $\boldsymbol{y}(t) = \psi(\boldsymbol{x}(t))$,则此时称这两个系统达到了广义同步。

和完全同步相类似,判断系统(2.25)产生广义同步的条件等价于同步流形 $M = \{(\boldsymbol{x}, \boldsymbol{y}): \boldsymbol{y}(t) = \psi(\boldsymbol{x}(t))\}$ 的渐近稳定性问题,同样可以利用条件 Lyapunov 指数全为负,寻找 Lyapunov 函数以及由(2.19)式给出的判断准则来判断。

2.7　神经元同步的实验证实

同步是神经元进行生理活动的一个基本的行为,有许多实验表明,神经元在某种条件下能实现同步化节律[158~159]。比如当猴子执行不同的动作时(譬如伸手去抓玩具或食物),我们就能够观察它们脑中特定的神经元组同步活化的情形。下面我们简单介绍一下在龙虾胃肠神经节(lobster stomatogastric ganglion)里的中央模式发生器神经元产生同步的过程。图 2.11 是龙虾胃肠神经节中央模式发生器(lobster pyloric central pattern generator)的一个电路等价图,其构成有一个前簇子(anterior burstes,AB)、两个胃肠扩张神经元(pyloric dilator neurons,PD)、一个侧幽门(lateral pyloric,LP)、一个心室扩张(ventricular dilator,VD)、一个下心室(inferior cardiac,IC)和 8 个幽门神经元(pyloric neurons,PY)。通过调节合适的注入流和耦合强度,神经元能实现同步化节律,具体如图 2.12 所示。

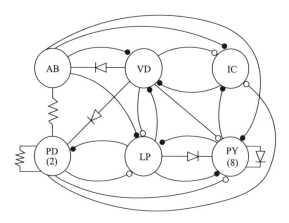

图 2.11　龙虾胃肠神经节中央模式发生器的等价电路图

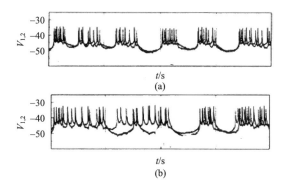

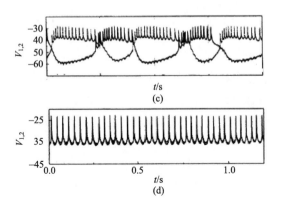

图 2.12　在龙虾胃肠神经节中两耦合神经元的同步：(a)无外注入流，慢振荡
同步而峰不同步；(b) 相反的耦合导致独立的簇出现；(c)相对大的负耦合神
经元实现了反相的簇同步；(d)当注入流是正的时，神经元实现了峰的同步

第三章 对称电突触耦合神经元网络的同步

3.1 引 言

　　同步是自然界和社会界中非常普遍的现象,理解这种普遍存在的同步现象产生的机制是至关重要的。学者们力求从动力系统的角度去研究这个问题,在 1990年,Pecora 和 Carroll 发现了混沌系统的同步之后,耦合混沌系统完全同步开始得到了国内外学者的重视。他们主要是从动力系统的角度寻找实现完全同步的条件和研究不同连接形式对同步的作用,这方面已经取得了非常好的一些成果。

　　生理的实验已经表明在像猫和猴子这样的一些动物的脑区里存在着神经元同步的发放模式。人们认为耦合神经元的同步是神经元集体运动产生的机制,这种机制对神经元集群相互处理生物信息是至关重要的。因此,理论上研究耦合神经元的同步问题对理解现实神经元的同步是非常必要的,能进一步促进生理实验的发展。

　　事实上,如第一章中所述,耦合神经元系统同步动力学的研究早在 20 世纪 80年代就开始了。随着非线性同步动力学理论的深入发展,人们对耦合神经元同步动力学也在提出新的问题并极力去解决。当今,对耦合神经元网络同步的研究是极为热门的主题。需要解决的问题是耦合神经元网络的拓扑和耦合强度对神经元同步有什么的作用,国内外学者们对这个问题作了相应的研究并且给出了一些极为重要的结果,这些结果对理解神经元生物信息的传递和加工具有重要的指导意义。但是对于神经元耦合网络同步的条件从理论上研究仍然是一个关注的焦点。

　　由于网络的拓扑结构不同,因此不同电突触耦合神经元网络对神经元同步能力有不同的影响。这一章首先基于动力系统稳定性理论和矩阵理论,给出具有对称电突触耦合的神经元网络完全同步的一个稳定性准则,并且通过用 HR 神经元模型进行理论和数值分析,证实了这个准则的有效性;其次我们比较了不同对称连接方式的神经元网络的同步;再次,研究具有对称耦合的神经元网络的耦合强度同步的临界值随着耦合神经元数目的变化情况,发现了一个极好的拟合函数拟合了耦合强度同步的临界值随着耦合神经元数目的变化趋势;最后研究了 NW 小世界神经元网络的网络拓扑和耦合强度对集体相位同步的影响。

3.2　对称电突触耦合的全同神经元的完全同步

3.2.1　耦合神经元网络完全同步的稳定性标准

Pecora 和 Carroll[11]基于在同步流形处线性化后的线性系统的零解的渐近稳定性分析,给出了一个耦合网络完全同步的稳定性标准,即主稳定函数法。但是此方法必须数值计算最大的 Lyapunov 指数。吕金虎等人[160]利用渐近稳定性理论研究了相互耦合的 Lorenz 系统的同步稳定性,基于 Routh-Hurwitz 准则提出了一个同步稳定性的充分条件。三个耦合 Lorenz 网络完全同步的稳定性标准由模式分解法给出[161]。下面我们主要研究具有对称耦合的神经元网络的完全同步,耦合方式是电突触的形式。

在这一部分,对于对称耦合的神经元网络,基于稳定性理论和矩阵理论,提出了一个达到同步稳定性的标准。考虑 N 个具有电突触耦合的神经元网络结构,其动力模型由下列微分系统给出

$$\dot{\boldsymbol{X}}_i = \boldsymbol{F}(\boldsymbol{X}_i) + C\sum_{j=1}^{N} a_{ij}\boldsymbol{X}_j\boldsymbol{\Gamma}, \qquad i = 1, 2, \cdots, N, \tag{3.1}$$

这里 $\boldsymbol{X}_i = (x_{i1}, x_{i2}, \cdots, x_{in}) \in \mathbb{R}^n$ 是第 i 个神经元的状态变量;这里我们记

$$\boldsymbol{F}(\boldsymbol{X}) = (f_1(\boldsymbol{X}), f_2(\boldsymbol{X}), \cdots, f_n(\boldsymbol{X})).$$

它是一个 n 维的非线性的向量函数,C 是耦合强度,$\boldsymbol{\Gamma}$ 是一个 $n \times n$ 的矩阵,且有如下的形式:

$$\boldsymbol{\Gamma} = \begin{pmatrix} 1 & 0 & \cdots & 0 \\ 0 & 0 & \cdots & 0 \\ \vdots & \vdots & & \vdots \\ 0 & 0 & \cdots & 0 \end{pmatrix},$$

这意味着耦合仅仅通过它们的第一个状态变量来实现。耦合矩阵 $\boldsymbol{A} = (a_{ij})_{N \times N}$ 代表了 N 耦合神经元相互的连接形式。如果第 i 个神经元连接到第 j 个神经元上,则 $a_{ij} = a_{ji} = 1$,否则 $a_{ij} = a_{ji} = 0$。由于对称耗散连接的特性,因此矩阵 $\boldsymbol{A}$ 的一些性质总结如下:

（1）矩阵 $\boldsymbol{A}$ 是一个对称的不可约的矩阵;

（2）矩阵 $\boldsymbol{A}$ 的非对角线元素,$a_{ij}(i \neq j)$ 取值是 1 或 0;

（3）矩阵 $\boldsymbol{A}$ 的元素满足

$$a_{ii} = -\sum_{j=1, i\neq 1}^{N} a_{ij}, \quad i = 1, 2, 3, \cdots, N; \tag{3.2}$$

(4) 矩阵 A 的一个特征值 $\lambda_1(N)=0$，且是单根；其余所有特征值 $\lambda_2(N)\geqslant$ $\lambda_3(N)\geqslant\cdots\geqslant\lambda_N(N)$ 是严格负的。

给定单个神经元的动力行为，一般来说，耦合神经元系统同步的稳定性由矩阵 A 的非零特征值和耦合强度 C 来决定。

下面我们将给出具有上述特性的耦合神经元网络同步稳定性的一个标准。首先我们给出耦合的系统(3.1)同步的定义：

定义 如果耦合系统的状态变量满足关系

$$X_1(t)=X_2(t)=\cdots=X_N(t)=s(t),\quad t\to+\infty,\tag{3.3}$$

那么我们称耦合系统(3.1)达到了同步状态，这里的 $s(t)$ 是单个神经元系统的解。

引理[162] 考虑耦合系统(3.1)，令

$$0=\lambda_1>\lambda_2\geqslant\lambda_3\geqslant\cdots\geqslant\lambda_n\tag{3.4}$$

是耦合矩阵 A 的所有特征值。如果下面 $N-1$ 个 n 维时变系统是渐近稳定的：

$$\dot\omega=(\mathrm{D}_XF(s(t))+C\lambda_k\boldsymbol{\Gamma})\omega,\quad k=2,3,\cdots,N,\tag{3.5}$$

那么耦合系统(3.1)的同步状态(3.3)是渐近稳定的。

定理 3.1 给定耦合系统(3.1)，如果耦合强度 $C>\dfrac{T}{|\lambda_2|}$，那么耦合系统的 (3.1)的同步状态(3.3)能达到，这里 λ_2 是耦合矩阵 A 的最大非零特征值，T 是一个使得矩阵 $\mathrm{D}F(s(t))+(\mathrm{D}F(s(t)))^{\mathrm{T}}-2T\boldsymbol{\Gamma}$ 对所有的 $s(t)$ 是负定的一个正常数，$\mathrm{D}F(s(t))$ 是向量函数 $F(X)$ 在同步流形 $s(t)$ 处的 Jacobi 矩阵。

证明 为了证明系统(3.1)的同步状态(3.3)的稳定性，我们引入微小的摄动 η_i，此时 X_i 可以表示为

$$X_i=s(t)+\eta_i,\quad i=1,2,\cdots,N.\tag{3.6}$$

在同步流形 $s(t)$ 处，线性化系统(3.1)，我们得出下面的变差方程：

$$\dot{\boldsymbol{\eta}}=\boldsymbol{\eta}[\mathrm{D}F(s(t))]+CA\boldsymbol{\eta}\boldsymbol{\Gamma},\tag{3.7}$$

这里 $\boldsymbol{\eta}=(\eta_1,\eta_2,\cdots,\eta_N)^{\mathrm{T}}\in\mathbb{R}^{N\times n}$，$\mathrm{D}F(s(t))$ 是向量函数 $F(X)$ 在同步流形 $s(t)$ 处的 Jacobi 矩阵。由于 A 是实对称矩阵，所以存在一个正交矩阵 $\boldsymbol{\Phi}=(\phi_1,\phi_2,\cdots,\phi_N)$ 使得

$$A\phi_i=\lambda_i\phi_i,\quad i=1,2,\cdots,N.\tag{3.8}$$

在基 $\boldsymbol{\Phi}$ 上扩张 η 的每一列，我们得到下列的结果，

$$\boldsymbol{\eta}=\boldsymbol{\Phi}\boldsymbol{\gamma},\tag{3.9}$$

这里 $\boldsymbol{\gamma}=(\gamma_1,\gamma_2,\cdots,\gamma_N)^{\mathrm{T}}\in\mathbb{R}^{N\times n}$，并且 γ 满足下列条件：

$$\dot{\boldsymbol{\gamma}}=\boldsymbol{\gamma}[\mathrm{D}F(s(t))]+C\boldsymbol{\Lambda}_{\boldsymbol{\gamma}}\boldsymbol{\Gamma},\tag{3.10}$$

这里 $\boldsymbol{\Lambda}=\mathrm{diag}(\lambda_1\lambda_2\cdots\lambda_N)$。令 $\boldsymbol{\gamma}_k$ 是 γ 的第 k 行，然后我们有

$$\dot{\boldsymbol{\gamma}}_k^{\mathrm{T}} = \boldsymbol{\lambda}_k^{\mathrm{T}}[\mathrm{D}\boldsymbol{F}(s(t))] + C\lambda_k\boldsymbol{\Gamma}, \quad k = 1, 2, \cdots, N. \tag{3.11}$$

根据引理 3.1，同步状态(3.3)的稳定性转化成 N 个 n 维线性时变的系统(3.11)的稳定性。下面我们将证明如果 $C > \dfrac{T}{|\lambda_2|}$，那么系统(3.11)是渐近稳定的。由于 $\lambda_1 = 0$ 对应于同步状态 $s(t)$，因此我们只需证明下面的 $N-1$ 个 n 维线性时变系统的渐近稳定性即可：

$$\dot{\boldsymbol{\gamma}}_k^{\mathrm{T}} = \boldsymbol{\lambda}_k^{\mathrm{T}}[\mathrm{D}\boldsymbol{F}(s(t))] + C\lambda_k\boldsymbol{\Gamma}, \quad k = 2, \cdots, N. \tag{3.12}$$

按照(3.4)，如果 $C > \dfrac{T}{|\lambda_2|}$，那么 $(C\lambda_k + T) < 0$ $(k = 2, \cdots, N)$。为了证明定理，构造 Lyapunov 函数如下：

$$V(\boldsymbol{\gamma}_k) = \boldsymbol{\gamma}_k^{\mathrm{T}}\boldsymbol{\gamma}_k, \quad k = 2, \cdots, N. \tag{3.13}$$

由此得到，如果 $C > \dfrac{T}{|\lambda_2|}$，那么

$$
\begin{aligned}
\dot{V}(\lambda_k) &= \dot{\boldsymbol{\gamma}}_k^{\mathrm{T}}\boldsymbol{\gamma}_k + \boldsymbol{\gamma}_k^{\mathrm{T}}\dot{\boldsymbol{\gamma}}_k \\
&= \boldsymbol{\gamma}_k^{\mathrm{T}}(\mathrm{D}\boldsymbol{F}(s(t)) + (\mathrm{D}\boldsymbol{F}(s(t)))^{\mathrm{T}} + 2C\lambda_k\boldsymbol{\Gamma})\boldsymbol{\gamma}_k \\
&= \boldsymbol{\gamma}_k^{\mathrm{T}}(\mathrm{D}\boldsymbol{F}(s(t)) + (\mathrm{D}\boldsymbol{F}(s(t)))^{\mathrm{T}} - 2T\boldsymbol{\Gamma}) + 2(C\lambda_k + T)\boldsymbol{\Gamma})\boldsymbol{\gamma}_k \\
&= \boldsymbol{\gamma}_k^{\mathrm{T}}(\mathrm{D}\boldsymbol{F}(s(t)) + (\mathrm{D}\boldsymbol{F}(s(t)))^{\mathrm{T}} - 2T\boldsymbol{\Gamma})\boldsymbol{\gamma}_k + \boldsymbol{\gamma}_k^{\mathrm{T}}(2(C\lambda_k + T)\boldsymbol{\Gamma})\boldsymbol{\gamma}_k \\
&< \boldsymbol{\gamma}_k^{\mathrm{T}}(2(C\lambda_k + T)\boldsymbol{\Gamma})\boldsymbol{\gamma}_k < 0, \quad k = 2, \cdots, N. \tag{3.14}
\end{aligned}
$$

因此，如果 $C > \dfrac{T}{|\lambda_2|}$，那么系统(3.11)是渐近稳定的，证毕。

假设如下条件(a)~(c)成立，我们证明定理 3.1 中的正常数 T 的存在性。

(a) 矩阵 $\boldsymbol{A}(s(t)) = (a_{ij}(s(t)))_{n \times n} = \mathrm{D}\boldsymbol{F}(s(t)) + (\mathrm{D}\boldsymbol{F}(s(t)))^{\mathrm{T}}$ 是非奇异的，即 $\det(\mathrm{D}\boldsymbol{F}(s(t)) + (\mathrm{D}\boldsymbol{F}(s(t)))^{\mathrm{T}}) \neq 0$。

(b) 矩阵 $\boldsymbol{A}_{22}(s(t))$ 所有特征值 $\lambda_i(s(t))$ $(i = 2, 3, \cdots, n)$ 对所有的 $s(t)$ 是严格的负的，这里矩阵

$$\boldsymbol{A}_{22}(s(t)) = \begin{pmatrix} a_{22}(s(t)) & a_{23}(s(t)) & \cdots & a_{2n}(s(t)) \\ a_{32}(s(t)) & a_{33}(s(t)) & \cdots & a_{3n}(s(t)) \\ \vdots & \vdots & & \vdots \\ a_{n2}(s(t)) & a_{n3}(s(t)) & \cdots & a_{nn}(s(t)) \end{pmatrix}.$$

(c) 函数 $G(t) = \det\boldsymbol{A}(s(t))[\det\boldsymbol{A}_{22}(s(t))]^{-1}$ 对于 $t \geqslant 0$ 是有界的并且 $\beta = \sup\limits_{t \geqslant 0} G(t)$。

定理 3.2 如果条件(a)~(c)成立，那么正常数 $T > \dfrac{1}{2}\beta$。

证明 令

$$A(s(t)) = \begin{pmatrix} a_{11}(s(t)) & \alpha(s(t)) \\ (\alpha(s(t)))^{\mathrm{T}} & A_{22}(s(t)) \end{pmatrix},$$

其中 $\alpha(s(t)) = (a_{12}(s(t)), a_{13}(s(t)), \cdots, a_{1n}(s(t)))$。

$A_{22}(s(t))$ 是实对称的,所以存在一个正交矩阵 Q_{22},使得 $(Q_{22})^{\mathrm{T}} A_{22}(s(t)) Q_{22} = \Lambda_2$,其中 $\Lambda_2 = \mathrm{diag}(\lambda_2(s(t)), \lambda_3(s(t)), \cdots, \lambda_n(s(t)))$。我们构造如下矩阵:

$$Q = \begin{pmatrix} 1 & \Theta \\ \Theta^{\mathrm{T}} & Q_{22} \end{pmatrix},$$

这里记 $\Theta = (0, 0, \cdots, 0)$ 是一个 $(n-1)$ 维的零向量。此时 Q 是一个正交矩阵,并且下面的关系成立:

$$\begin{aligned}
Q^{\mathrm{T}} A(s(t)) Q &= \begin{pmatrix} 1 & \Theta^{\mathrm{T}} \\ \Theta & Q_{22}^{\mathrm{T}} \end{pmatrix} \begin{pmatrix} a_{11}(s(t)) & \alpha(s(t)) \\ (\alpha(s(t)))^{\mathrm{T}} & A_{22}(s(t)) \end{pmatrix} \begin{pmatrix} 1 & \Theta \\ \Theta^{\mathrm{T}} & Q_{22} \end{pmatrix} \\
&= \begin{pmatrix} a_{11}(s(t)) & \alpha(s(t)) Q_{22} \\ Q_{22}^{\mathrm{T}} (\alpha(s(t)))^{\mathrm{T}} & Q_{22}^{\mathrm{T}} A_{22}(s(t)) Q_{22} \end{pmatrix} \\
&= \begin{pmatrix} a_{11}(s(t)) & \alpha(s(t)) Q_{22} \\ Q_{22}^{\mathrm{T}} (\alpha(s(t)))^{\mathrm{T}} & \Lambda_2 \end{pmatrix}.
\end{aligned}$$

因此我们得出

$$Q^{\mathrm{T}} (A(s(t)) - 2T\Gamma) Q = \begin{pmatrix} a_{11}(s(t)) - 2T & \alpha(s(t)) Q_{22} \\ Q_{22}^{\mathrm{T}} (\alpha(s(t)))^{\mathrm{T}} & \Lambda_2 \end{pmatrix}.$$

记 $\alpha(s(t)) Q_{22} = (q_{12}, \cdots, q_{1n})$。因为 $\lambda_i(s(t))$ $(i = 2, 3, \cdots, n)$ 是非零的,所以对矩阵 $Q^{\mathrm{T}} (A(s(t)) - 2T\Gamma) Q$ 实施一系列的初等变换,我们有

$$P^{\mathrm{T}} (Q^{\mathrm{T}} (A(s(t)) - 2T\Gamma) Q) P = \begin{pmatrix} a_{11}(s(t)) - 2T - \left(\dfrac{q_{12}^2}{\lambda_2} + \cdots + \dfrac{q_{1n}^2}{\lambda_n} \right) & \Theta \\ \Theta^{\mathrm{T}} & \Lambda_2 \end{pmatrix},$$

其中矩阵 P 是一些初等矩阵的乘积。

我们可以得出当 $a_{11}(s(t)) - 2T - \left(\dfrac{q_{12}^2}{\lambda_2} + \cdots + \dfrac{q_{1n}^2}{\lambda_n} \right) < 0$,矩阵 $A(s(t)) - 2T\Gamma$ 是负定的。因此,在定理 3.1 中 T 的值可以选择为 $T > \dfrac{1}{2} \left(a_{11}(s(t)) - \left(\dfrac{q_{12}^2}{\lambda_2} + \cdots + \dfrac{q_{1n}^2}{\lambda_n} \right) \right)$。

从上面的分析,我们能得到

$$P^{\mathrm{T}} (Q^{\mathrm{T}} (A(s(t))) Q) P = \begin{pmatrix} a_{11}(s(t)) - \left(\dfrac{q_{12}^2}{\lambda_2} + \cdots + \dfrac{q_{1n}^2}{\lambda_n} \right) & \Theta \\ \Theta^{\mathrm{T}} & \Lambda_2 \end{pmatrix}.$$

按照矩阵 P 和 Q 的性质,可以得到如下的关系:

$$\det\boldsymbol{A}(s(t)) = \lambda_2\cdots\lambda_n\left(a_{11}(s(t)) - \left(\frac{q_{12}^2}{\lambda_2} + \cdots + \frac{q_{1n}^2}{\lambda_n}\right)\right).$$

因此，$T > \det\boldsymbol{A}(s(t))/(2\lambda_2\cdots\lambda_n) = \dfrac{G(t)}{2}$。最后由于 $G(t)$ 的有界性，我们得到

$T > \dfrac{\beta}{2}$。

注　（1）定理 3.1 给出了判别对称耦合系统同步的一个充分条件，而不是必要的。

（2）因为在上面提出的同步稳定性准则中，只涉及计算耦合矩阵的最大非零特征值和矩阵的行列式，它避开了 Lyapunov 指数或者是 Routh-Hurwitz 准则繁琐的计算，应用比较方便。

3.2.2　数值模拟

作为一个例子，我们考虑 N 个具有对称连接的电突触耦合 HR 神经元的完全同步。著名的 HR 神经元模型由微分方程（2.11）～（2.13）给出。应用动力系统分岔理论，单个 HR 神经元模型的动力学行为已经被广泛的研究[163~166]，研究的结果表明 HR 神经元模型能展示丰富的神经元电活动行为，如周期的峰、混沌的峰、周期的簇和混沌的簇放电模式等。这里，我们固定 HR 神经元模型的参数为 $a = 1.0, b = 3.0, c = 1.0, d = 5.0, s = 4.0, \chi = -1.60$，外激励电流 $I = 2.95$，小参数 r 作为控制参数。随着参数 r 的改变，HR 神经元模型呈现丰富的放电活动。图 3.1 表明了 HR 神经元模型的峰峰间期（interspike interval，ISI）序列随着参数 r 变化的分岔图，清楚地展示了 HR 神经元各种周期和混沌的电活动行为。

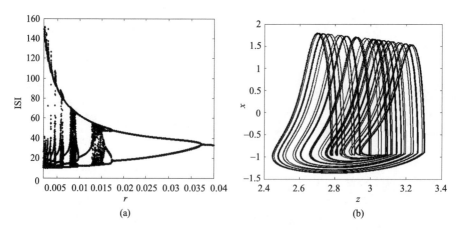

图 3.1　（a）HR 神经元放电峰峰间期关于参数 r 变化的分岔图；
（b）在参数 $r = 0.015$ 时，HR 神经元模型所呈现的混沌吸引子

利用前一节中定理的结果,我们分析耦合混沌的 HR 神经元网络的同步稳定性。为取参数 $r=0.015$,这时神经元呈现混沌的电活动模式,如图 3.1(b)所示。

系统(2.11)~(2.13)在同步流形处的 Jacobi 矩阵可以表示如下:

$$\mathbf{DF}(s(t)) = \begin{pmatrix} -3ax^2 + 2bx & 1 & -1 \\ -2dx & -1 & 0 \\ rs & 0 & -r \end{pmatrix}.$$

因此

$$\mathbf{A}(s(t)) = \mathbf{DF}(s(t)) + (\mathbf{DF}(s(t)))^{\mathrm{T}}$$

$$= \begin{pmatrix} 2(-3ax^2 + 2bx) & -2dx+1 & rs-1 \\ -2dx+1 & -2 & 0 \\ rs-1 & 0 & -2r \end{pmatrix}.$$

通过简单的验证,我们可以得到 $\mathbf{A}(s(t))$ 满足定理中的所有条件。经计算可以得到

$$\frac{\det\mathbf{A}(s(t))}{\det\mathbf{A}_{22}(s(t))} = 2(-3ax^2 + 2bx) + \frac{(rs-1)^2}{2r} + \frac{(-2dx+1)^2}{2}. \quad (3.15)$$

在给定的参数下,通过数值模拟可以得出 HR 神经元模型的解是有界的且 $|x| <$ 2。因此,

$$\frac{\det\mathbf{A}(s(t))}{\det\mathbf{A}_{22}(s(t))} = 2(-3ax^2 + 2bx) + \frac{(rs-1)^2}{2r} + \frac{(-2dx+1)^2}{2}$$

$$\leqslant 8b + \frac{(1+4d)^2}{2} + \frac{(rs-1)^2}{2r}. \quad (3.16)$$

这样我们可以选择 $\beta = 8b + \frac{(1+4d)^2}{2} + \frac{(rs-1)^2}{2r}$。根据定理 3.1,当耦合强度 $C > \frac{1}{2}\frac{\beta}{|\lambda_2|}$ 耦合神经元网络能达到完全同步。作为一个特例,我们考虑四个环耦合 HR 神经元的完全同步,此时耦合矩阵的最大非零特征值是 $\lambda_2 = -4\sin^2\frac{\pi}{4}$。在给定的参数下,我们可以得到当 $C > \frac{1}{2}\frac{\beta}{|\lambda_2|} \approx 68.5$,四个环耦合的 HR 神经元的完全同步能实现,数值的结果如图 3.2 所示。

以上给出了具有对称的电突触耦合神经元完全同步的一个稳定性准则,并且用著名的 HR 神经元模型进行了相应的理论分析和数值仿真,证实了我们提出的同步稳定性准则的有效性和方便性。

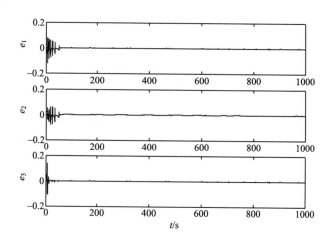

图 3.2　当耦合强度 $C=69$，4 个环状耦合的混沌的 HR 神经元同步
差 $e_{i1}=x_{i+1}-x_1$ 的时间历程变化图

3.3　不同对称连接方式神经元网络的完全同步

　　就对称耦合而言，由于耦合矩阵 A 的所有非零特征值是严格负的，根据定理 3.1 可以得到，如果耦合矩阵 A 的最大非零特征值越小，那么耦合神经元系统达到完全同步时所需耦合强度就越小。下面从理论分析和数值仿真方面研究三类不同规则连接方式和 NW 小世界神经元网络的完全同步，给出具有不同连接形式的神经元网络同步能力差别的理论解释。

3.3.1　规则连接的神经元网络完全同步的理论分析

　　在这一小节，我们考虑三类对称的规则连接的 N 耦合神经元的同步稳定性，这三种对称连接形式分别为链式、环式和全局连接，具体的连接形式如图 3.3 所示。

　　链式连接的耦合矩阵 A_{chain} 为

$$A_{\text{chain}}=\begin{pmatrix} -1 & 1 & & & \\ 1 & -2 & 1 & & \\ & \ddots & \ddots & \ddots & \\ & & 1 & -2 & 1 \\ & & & 1 & -1 \end{pmatrix},$$

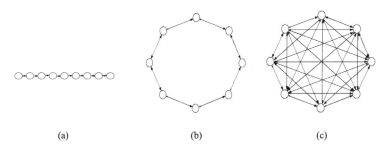

图 3.3 三类不同的连接：(a)链式连接；(b)环式连接；(c)全局连接

它的所有特征值为 $\lambda_k(N) = -4\sin^2\dfrac{k\pi}{2N}(k=0,1,2,\cdots,N-1)$ 且最大非零特征值为

$\lambda_2(N) = -4\sin^2\dfrac{\pi}{2N}$。

环式连接有下面的耦合矩阵

$$A_{\mathrm{ring}} = \begin{pmatrix} -2 & 1 & & & 1 \\ 1 & -2 & 1 & & \\ & \ddots & \ddots & \ddots & \\ & & 1 & -2 & 1 \\ 1 & & & 1 & -2 \end{pmatrix},$$

其所有特征值 $\lambda_k(N) = -4\sin^2\dfrac{k\pi}{N}(k=0,1,2,\cdots,N-1)$ 且最大的非零特征值

$\lambda_2(N) = -4\sin^2\dfrac{\pi}{N}$。

全局连接有耦合矩阵

$$A_{\mathrm{global}} = \begin{pmatrix} -N+1 & 1 & 1 & \cdots & 1 \\ 1 & -N+1 & \cdots & 1 & 1 \\ \vdots & \vdots & \ddots & \vdots & \vdots \\ 1 & 1 & \cdots & -N+1 & 1 \\ 1 & 1 & \cdots & 1 & -N+1 \end{pmatrix},$$

它的最大非零特征值为 $\lambda_2(N) = -N$。

从上面的分析，我们可以看到如果神经元的耦合数 $N \geqslant 4$，那么 $-N < -4\sin^2\dfrac{\pi}{N}$

$< -4\sin^2\dfrac{\pi}{2N}$。因此根据定理 3.1，可以得到对于 $N \geqslant 4$，当耦合神经元达到完全同步时，在这三种规则的耦合神经元网络中，全局连接的神经元需要最小的耦合强

度,而链式的连接需要最大的耦合强度。为了更清晰地懂得这个结果,下面分别用数值研究三种连接形式的四耦合混沌的 HR 神经元完全同步。

3.3.2　规则连接的神经元网络完全同步的数值模拟

为了数值说明上面的分析结果,我们数值计算具有三类规则连接的四耦合混沌的 HR 神经元达到完全同步时耦合强度的临界值。为此,我们仍取 $r=0.015$,如图 3.1(b)所示单个 HR 神经元是混沌的。

这里我们记 $X=(x,y,z)$,

$$f_1 = y - ax^3 + bx^2 - z + I,$$
$$f_2 = c - dx^2 - y,$$
$$f_3 = r(s(x-\chi)-z),$$

并且

$$
\mathrm{D}_X \boldsymbol{F}(X) =
\begin{pmatrix}
\dfrac{\partial f_1}{\partial x} & \dfrac{\partial f_1}{\partial y} & \dfrac{\partial f_1}{\partial z} \\[2mm]
\dfrac{\partial f_2}{\partial x} & \dfrac{\partial f_2}{\partial y} & \dfrac{\partial f_2}{\partial z} \\[2mm]
\dfrac{\partial f_3}{\partial x} & \dfrac{\partial f_3}{\partial y} & \dfrac{\partial f_3}{\partial z}
\end{pmatrix}.
$$

我们这里主要是比较三种不同连接方式的完全同步。为了研究耦合混沌的 HR 神经元的完全同步,我们引入同步差如下:

$$\boldsymbol{e}_i = X_{i+1} - X_1, \quad i = 1,2,3, \tag{3.17}$$

其中 $\boldsymbol{e}_i = (e_{i1}, e_{i2}, e_{i3}) = (x_{i+1}-x_1, y_{i+1}-y_1, z_{i+1}-z_1)$。对于链式、环式和全局耦合的连接形式,同步差 e_i 分别满足下面的微分系统:

$$
\begin{cases}
\dot{\boldsymbol{e}}_1 = (\mathrm{D}_{X_1}\boldsymbol{F}(X_1) - 3\boldsymbol{G})\boldsymbol{e}_1 + \boldsymbol{G}\boldsymbol{e}_2, \\
\dot{\boldsymbol{e}}_2 = (\mathrm{D}_{X_1}\boldsymbol{F}(X_1) - 2\boldsymbol{G})\boldsymbol{e}_2 + \boldsymbol{G}\boldsymbol{e}_3, \\
\dot{\boldsymbol{e}}_3 = -\boldsymbol{G}\boldsymbol{e}_1 + \boldsymbol{G}\boldsymbol{e}_2 + (\mathrm{D}_{X_1}\boldsymbol{F}(X_1) - \boldsymbol{G})\dot{\boldsymbol{e}}_3;
\end{cases} \tag{3.18}
$$

$$
\begin{cases}
\dot{\boldsymbol{e}}_1 = (\mathrm{D}_{X_1}\boldsymbol{F}(X_1) - 3\boldsymbol{G})\boldsymbol{e}_1 + \boldsymbol{G}\boldsymbol{e}_2 - \boldsymbol{G}\boldsymbol{e}_3, \\
\dot{\boldsymbol{e}}_2 = (\mathrm{D}_{X_1}\boldsymbol{F}(X_1) - 2\boldsymbol{G})\boldsymbol{e}_2, \\
\dot{\boldsymbol{e}}_3 = -\boldsymbol{G}\boldsymbol{e}_1 + \boldsymbol{G}\boldsymbol{e}_2 + (\mathrm{D}_{X_1}\boldsymbol{F}(X_1) - 3\boldsymbol{G})\boldsymbol{e}_3;
\end{cases} \tag{3.19}
$$

$$
\begin{cases}
\dot{\boldsymbol{e}}_1 = (\mathrm{D}_{X_1}\boldsymbol{F}(X_1) - 4\boldsymbol{G})\boldsymbol{e}_1, \\
\dot{\boldsymbol{e}}_2 = (\mathrm{D}_{X_1}\boldsymbol{F}(X_1) - 4\boldsymbol{G})\boldsymbol{e}_2, \\
\dot{\boldsymbol{e}}_3 = (\mathrm{D}_{X_1}\boldsymbol{F}(X_1) - 4\boldsymbol{G})\boldsymbol{e}_3,
\end{cases} \tag{3.20}
$$

其中 $D_{X_1}\mathbf{F}(X_1)$ 是向量场 F 在同步流形 X_1 的 Jacobi 矩阵,

$$\mathbf{G} = \begin{pmatrix} C & 0 & 0 \\ 0 & 0 & 0 \\ 0 & 0 & 0 \end{pmatrix}.$$

线性化系统(3.18)~(3.20)的 Lyapunov 指数称为条件 Lyapunov 指数(或者相截 Lyapunov 指数),它是判断耦合混沌流形 $X_i(i=1,2,3,4)$ 同步的一个标准,因为它能决定同步差在特定方向上是收缩还是扩张。如果所有的条件 Lyapunov 指数是负的,那么 $\lim\limits_{t\to+\infty} e_i = 0(i=1,2,3)$,这意味着耦合系统完全同步的发生,即当 $t\to+\infty$,$X_1\to X_2\to X_3\to X_4$。下面我们分别计算线性化系统(3.18),(3.19)和(3.20)的条件 Lyapunov 指数。

为了与极大条件 Lyapunov 指数相对照,我们也引入膜电位差的平均值如下:

$$\|e\| = \frac{1}{3}(|e_{11}|+|e_{21}|+|e_{31}|).$$

在某耦合强度下,如果随着时间的增加,$\|e\|$ 的极大值趋于零,那么耦合神经元达到了完全同步。首先,我们考虑具有链式结构四个耦合混沌 HR 神经元网络的同步。图 3.4(a)和图 3.4(b)分别表明了极大条件 Lyapunov 指数和 $\|e\|$ 的最大值随着耦合强度 C 的变化趋势。我们可以明显地看出当耦合强度超过 $C_{cr}\approx 1.3$,极大条件 Lyapunov 指数变成了负的,这意味着完全同步的发生。为了更清楚地看这个结果,选择 $C=1.4$,图 3.5 表明 $\|e\|$ 的时间历程,可以清楚地看到四耦合混沌 HR 神经元最终达到了完全同步。

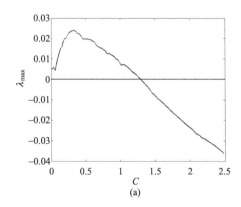
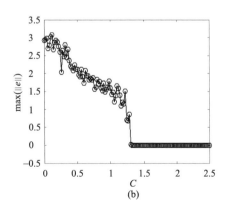

图 3.4　(a) 链式耦合的 4 个 HR 神经元的极大条件 Lyapunov 指数随着耦合强度 C 的变化图;(b) $\|e\|$ 的极大值随着耦合强度的变化图

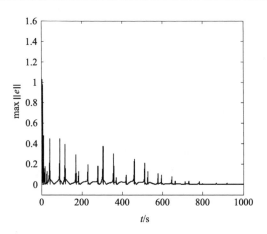

图 3.5　链式耦合的 4 个 HR 神经元当耦合强度 $C = 1.4$ 时，$\|e\|$ 的时间历程图

其次，考虑具有环状连接的 4 个耦合混沌的 HR 神经元网络的同步。同样地，我们计算极大条件 Lyapunov 指数随着耦合强度 C 的变化，图 3.6(a) 表明了这个变化趋势，图 3.6(b) 显示了 $\|e\|$ 的极大值随着耦合强度的变化情况。我们可以明显地看到当耦合强度大于 $C_{cr} \approx 0.4$ 时，耦合的神经元达到了完全同步状态。取耦合强度 $C=0.41$，在图 3.7 上，我们表明了 $\|e\|$ 的时间历程，它意味着当耦合强度超过临界值时，耦合神经元的完全同步发生。

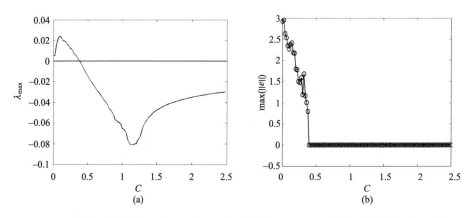

图 3.6　(a) 环式耦合的 4 个 HR 神经元极大条件 Lyapunov 指数随着耦合强度 C 的变化图；(b) $\|e\|$ 的极大值随着耦合强度的变化图

最后我们考虑全局耦合的 4 个混沌 HR 神经元的完全同步。极大条件 Lyapunov 指数随着耦合强度的变化在图 3.8 中表明。明显地可以看到，当耦合强度大于临界值 $C_{cr} \approx 0.2$，极大条件 Lyapunov 指数变为负的。因此，当耦合强度 $C>$

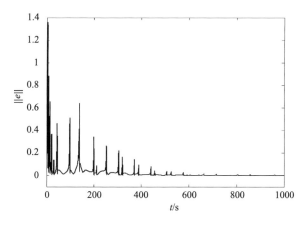

图 3.7　环式耦合的 4 个 HR 神经元当耦合强度 $C=0.41$ 时，$\|e\|$ 的时间历程图

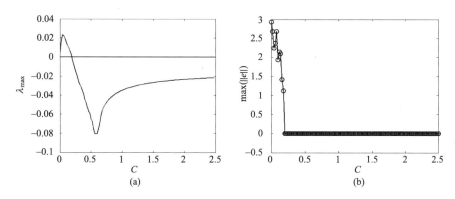

图 3.8　(a)全局耦合的 4 个 HR 神经元的极大条件 Lyapunov 指数随着耦合强度 C 的变化图；(b)$\|e\|$ 的极大值随着耦合强度的变化图

C_{cr}，耦合神经元能取得完全同步。为了更清楚地看这种趋势，我们取耦合强度$C=$ 0.21，图 3.9 显示了$\|e\|$ 的时间历程图，明显地表明了全局耦合神经元完全同步的出现。

　　从上面的分析过程，我们可以看出，对于 3 种具体的对称连接形式，当耦合强度大于对应的临界值时，四耦合混沌神经元网络能达到完全同步，而且它们达到完全同步时，链式连接需要最大的临界值；环式连接需要中等的临界值；而全局连接需要最小的临界值，这个数值模拟的结果完全一致于上面的理论分析。但是，值得注意的是，这里应用极大条件 Lyapunov 指数得出的临界值是较小的，而根据定理3.1 得到达到同步的耦合强度往往是较大的，因为它是一个充分条件，往往是较保守的。如对环连接的四耦合神经元而言，根据定理 3.1 得到的同步条件是 $C>$

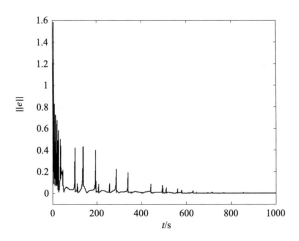

图 3.9　全局耦合的 4 个 HR 神经元当耦合强度 $C=0.21$ 时，$\|e\|$ 的时间历程图

68.5，而数值计算的结果是 $C>0.4$。

3.3.3　耦合神经元数对规则连接神经元网络同步的作用

根据上面的分析，我们知道对于链式连接，耦合矩阵的最大非零特征值是 $\lambda_2=-4\sin^2\dfrac{\pi}{2N}$，并且 $\lim\limits_{N\to+\infty}\lambda_2=0$。因此从定理 3.1 我们知道，当 N 个耦合的神经元具有链式连接时，随着耦合神经元的数目的增加，神经元同步的临界值（即耦合强度的临界值）也在增大，即对于链式连接的神经元，耦合神经元的数目不能增加神经元的同步。同样的分析可以得出，对于环连接的规则网络也有类似的结果。但是，对于全局连接的神经元网络，由于耦合矩阵的最大非零特征值是 $\lambda_2=-N$ 且 $\lim\limits_{N\to+\infty}\lambda_2=\infty$。因此可以得出对于任意小的耦合强度，只要耦合神经元的数目任意大，全局耦合的神经元一定能达到完全同步，即对于全局耦合的神经元网络而言，耦合神经元的数目能增加神经元的完全同步。鉴于上面的理论分析，我们可以得到神经元的网络构型决定是否能通过增加耦合神经元的数目来实现神经元的同步。

对于 3 类连接方式，利用 HR 神经元模型，我们将数值分析耦合神经元同步临界值对耦合神经元的数目的依赖性。在数值模拟中，选定的参数同上（在下面的模拟中，如果没有特别声明，参数取值与此相同）。如图 3.10 所示，分别给出了同步临界值随耦合神经元的数目变化的数值结果，它是与理论分析的结果一致。更重要的是我们发现 3 类不同耦合方式的同步临界值曲线能很好地用一个函数拟合，这个拟合函数可以表示为 $y|\lambda_2(N)|=T$，这里 $\lambda_2(N)$ 表示耦合矩阵的最大非零特

征值，y 是耦合强度的同步临界值，T 是待定的常数。在本章的模拟中，我们确定 $T=0.773$。从图 3.10 上可以看到，拟合的结果与数值的模拟非常一致。这个拟合函数对于我们研究大的规则网络的同步具有重要的作用。因为根据拟合函数，我们只要知道耦合矩阵的最大非零特征值和一个小耦合神经元的数目对应的同步临界值就可以估计任意耦合神经元的数目对应的同步临界值。

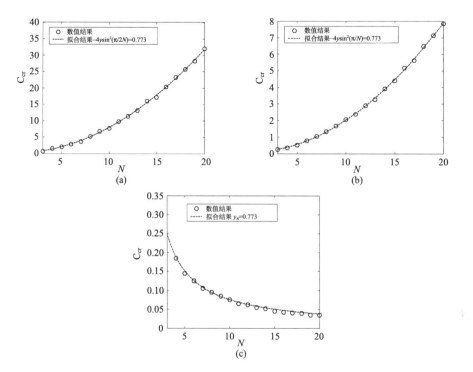

图 3.10 对于就有不同连接方式的耦合 HR 神经元网络，耦合强度同步的临界值随着耦合神经元数目的变化：(a)链式连接；(b)环式连接；(c)全局连接

3.3.4 小世界神经元网络的完全同步

前一节分析了规则神经元网络的完全同步。实际上，现实世界中，网络的连接并不是完全以规则的形式连接的，在大多数情况下，网络是以随机的形式的连接的。因此，在这一节中，我们考虑 NW 小世界神经元网络的完全同步。

Watts 和 Strogatz[167] 提出了一个随机的小世界网络（WS 网络），其基本思想可以描述如下：从一个具有 N 个顶点且每个顶点有 k 个边的环状结构开始，我们以概率 p 重新对每一个边布线。这里重新布线意思是在两个顶点之间最多能连一次且顶点本身不能自连的限制下，重新连接整个网络。这种构建的方法是在规则性($p=0$)和随机性($p=1$)之间的一个协调。然而人们注意到 WS 网路能分成一些不相关的聚类集群。Newman 和 Watts[168,169]针对这个问题,他们对原来的 WS 随机网络进行了小的修改并提出了 NW 小世界网络。NW 小世界网络的构建思想可以描述如下:在一个规则的环连接网络里,我们不破坏原来环结构的任意一个连接,而在任意一对顶点之间以概率 p 增加连接,而且,两个顶点之间最多能连接一次,顶点之间本身不能自连。对于 $p=0$,它是规则的环网络;对于 $p=1$,它变成了全局耦合的网络。

　　下面,我们研究连接概率和耦合神经元的数目对 NW 小世界神经元网络同步的作用。为此,针对 HR 神经元网络,我们数值计算耦合矩阵的最大非零特征值随着连接概率和耦合神经元的数目的变化。由于耦合矩阵的随机性,每计算一个结果,我们都进行了 40 次数值计算的平均。计算的结果如图 3.11 所示。从图 3.11(a)我们清楚地看到,当耦合神经元的数目固定时,耦合矩阵的最大非零特征值随着连接概率的增大而单调减小。同样地,从图 3.11(b)我们得知如果固定连接概率,耦合矩阵的最大非零特征值随着耦合神经元的数目的增加也是减小趋势。根据定理 3.1,我们可以推断出在 NW 小世界的耦合网络中,增加连接概率和耦合神经元的数目都能增加耦合网络的完全同步。

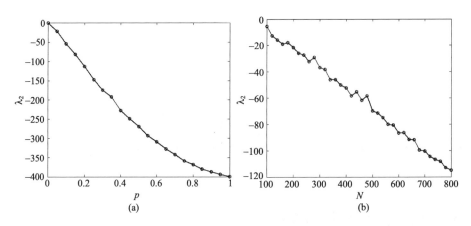

图 3.11　(a)HR 神经元网络耦合矩阵的最大非零特征值随着连接概率的变化趋势(固定 $N=400$);(b) HR 神经元网络耦合矩阵的最大非零特征值随着耦合神经元的数目的变化趋势(固定 $p=0.1$)

　　最后,为了更好地理解上面的分析,我们考虑 20 个耦合的 HR 神经元。如图 3.12 所示,对于环连接来说,当耦合强度 $C=7.2$ 时,20 个耦合的神经元不能达到同步。但是我们按照上面 NW 法则以概率 $p=0.06$ 增加连接,结果 20 个耦合的神经元达到了同步。事实上,在现实的神经元网络中,神经元应该是以小世界的连

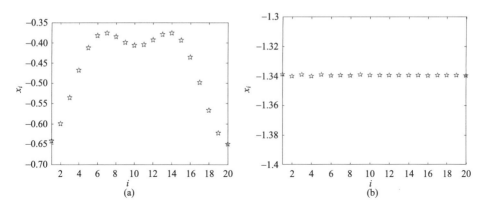

图 3.12 (a)对于 20 个环连接的 HR 神经元,第 i 个神经元在 $t=50\,000$s 时的位置;
(b)对于 20 个 HR 神经元,当 $p=0.06$ 时,第 i 个神经元在 $t=50\,000$s 时的位置

接形式相互作用的。因此研究 NW 小世界神经元网络的完全同步对我们理解现实神经元的同步运动是具有指导意义的。

3.4 小世界神经元网络的相位同步

非恒等性是自然界中普遍存在的现象,因此我们有必要考虑非全同的神经元网络的同步。由于耦合神经元是非全同的,所以不可能有完全同步的发生。这里我们将考虑 NW 小世界神经元网络的相位同步问题。

3.4.1 HR 神经元模型的相位

HR 神经元模型如前所述且模型中的参数设置如下:$a=1.0,b=3.0,c=1.0,$ $d=5.0,s=4.0,\chi=-1.60,r=0.006$,外刺激电流 I 作为控制参数,随着外刺激电流 I 的增加,单个的 HR 神经元呈现复杂的放电行为转迁。如图 3.13 所示,HR 神经元能表现出周期峰、周期簇、混沌峰和混沌簇等电活动行为。

为了考虑耦合的混沌 HR 神经元的相位同步,必须给出 HR 神经元的一个合适的相位定义。在具有唯一旋转中心的 Rössler 系统里,相位可以用古典的方法来定义:

$$\phi = \arctan\frac{y - y_0}{x - x_0},$$

这里 x 和 y 是系统的状态变量。(x_0, y_0) 是吸引子唯一的旋转中心。在文献[19]中,作者表明对于双尺度 HR 神经元模型,混沌吸引子不具有唯一的旋转中心,因而利用 HR 神经元膜电位的状态变量 $x(t)$ 和它的某阶导数 $\dot{x}(t), \ddot{x}(t), \cdots, x^{(n)}(t)$

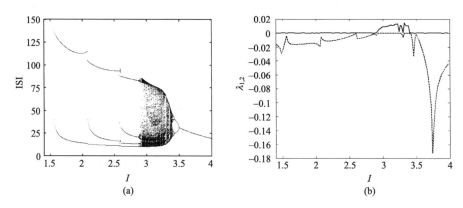

图 3.13　(a)单个 HR 神经元的峰峰间期(ISI)随着外刺激电流 I 变化的分岔图；
(b) 对应图(a)的两大 Lyapunov 指数的变化

组合来定义相位,这种方法数值计算起来比较复杂,特别是对于研究大的神经元网络。在本节的研究中,我们借助于 Hilbert 变换来定义 HR 神经元的相位。一个信号 $x(t)$ 的 Hilbert 变换有如下表示式：

$$x_h(t) = \frac{1}{\pi}\int_{-\infty}^{\infty}\frac{x(\tau)}{t-\tau}\mathrm{d}\tau,$$

这里的奇异积分按照 Cauchy 主值来计算。在 Hilbert 变换之后,得到一个解析的信号

$$s(t) = x(t) + \mathrm{i}x_h(t) = A(t)\exp(\mathrm{i}\Phi(t)),$$

这里 $\mathrm{i} = \sqrt{-1}, A(t)$ 是瞬时幅度,$\Phi(t)$ 是信号 $x(t)$ 的瞬时相位。

为了理解利用 Hilbert 变换定义 HR 神经元的相位,我们取 $I=3.2$,如图 3.14

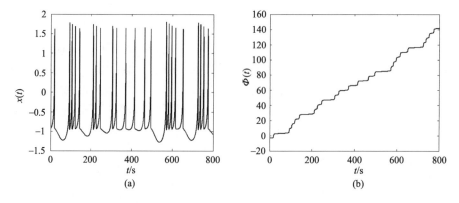

图 3.14　(a)当外刺激 $I=3.2$ 时,单个 HR 神经元的膜电位 $x(t)$ 时间历程；
(b)经过 Hilbert 变换后,对应的时间序列 $x(t)$ 的相位

所示,它表明了混沌膜电位序列和对应的瞬时相位。我们可以看出当神经元每释放一个峰的时候,神经元的相位就增加 2π;否则相位缓慢的改变。这是非常一致于在文献[19]中的相位定义。

3.4.2 小世界神经元网络的模型

这里考虑的小世界网络是上面所定义的 NW 小世界网络。下面给出混沌的 NW 小世界 HR 神经元网络的动力系统模型:

$$\dot{x}_i = y_i - ax_i^3 + bx_i^2 - z_i + I^i + C\sum_{j=1}^{N} a_{ij}(x_j - x_i),$$

$$\dot{y}_i = c - dx_i^2 - y_i,$$

$$\dot{z}_i = r[s(x_i - x) - z_i],$$

这里 $i=1,2,\cdots,N,C$ 是耦合强度。$I^i=3.125\pm\Delta I_i,\Delta I_i(>0)$ 表示在两个非全同神经元之间的不匹配,并且为了使每个神经元是混沌的,我们设置 $\Delta I_i <\Delta I(\Delta I \leqslant 0.1125)$,这里 ΔI 是不匹配的极大值,$(a_{ij})_{N\times N}$ 是刻画连接拓扑的耦合矩阵。如果第 i 个神经元耦合到第 j 上,那么 $a_{ij}=a_{ji}=1$,否则 $a_{ij}=a_{ji}=0$,而且我们有 $a_{ii}=0$。

3.4.3 耦合强度对小世界神经元网络相位同步的作用

为了研究耦合神经元网络的相位同步,NW 小世界 HR 神经元网络的平均相位差定义如下:

$$\Delta\Phi(t) = \frac{1}{N-1}\sum_{i=2}^{N}\mid\Phi_i(t)-\Phi_1(t)\mid,$$

这里 $\Phi_i(t)$ 是第 i 神经元的膜电位经 Hilbert 变换后所得到的相位。如果平均相差 $\Delta\Phi(t)<$const(我们限制 const$\leqslant 2\pi$),那么 NW 小世界 HR 神经元网络的集体相位同步发生。

首先我们考虑耦合强度 C 对相位同步的作用,这里我们固定连接概率 $p=0.08$ 和耦合神经元的数目 $N=100$。图 3.15(a)表明了平均相差的极大 $\max(\Delta\Phi(t))$ 随着耦合强度的变化的趋势。我们可以明显地看到当耦合强度大于临界值 $C_{cr}=0.1$,小世界 HR 神经元网络的集体相同步发生。为了更清楚地看相同步的进展过程,我们分别取耦合强度 $C=0.06,0.09$ 和 0.11,图 3.15(b)显示了对应的平均相位差的时间历程。从图 3.15(b)中可以很明显地看出,当耦合强度超过临界值时,NW 小世界神经元网络能达到集体的相同步。

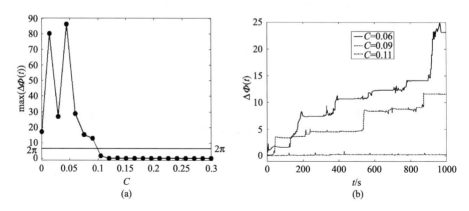

图 3.15 (a)HR 耦合小世界网络平均相差的极大 $\max(\Delta\Phi(t))$ 随着耦合强度 C 的
变化的趋势；(b)当耦合强度 $C=0.06$，0.09 和 0.11，平均相位差($\Delta\Phi(t)$)的时间历程

3.4.4 网络的拓扑结构对小世界神经元网络相位同步的作用

NW 小世界网络的拓扑结构主要取决于耦合神经元的数目和连接概率。下面，我们将研究耦合神经元的数目和连接概率这两个参数对 NW 小世界混沌的 HR 神经元网络相位同步的影响。首先我们考虑耦合神经元的数目的作用，为此我们固定参数 $C=0.11$ 和 $p=0.08$。如图 3.16(a)所示，随着耦合神经元的数目 N 超过临界值 $N_{cr}=95$ 时，小世界神经元网络的平均相位差的极大值小于 2π，这意味着神经元网络相位同步的出现。

类似地，我们固定参数 $N=100$ 和 $C=0.06$，考虑连接概率对小世界网络相位同步的影响。图 3.16(b)表明当连接概率 p 超过临界值 $p_{cr}=0.105$，平均相位差

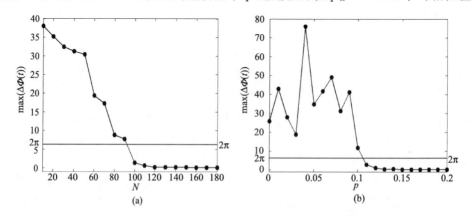

图 3.16 (a) HR 耦合小世界网络平均相差的极大 $\max(\Delta\Phi(t))$ 随着耦合神经元的
数目 N 的变化的趋势；(b)平均相差的极大 $\max(\Delta\Phi(t))$ 随着连接概率 p 的变化的趋势

$\Delta\Phi(t)$的极大值小于2π。因此可以得出结论:耦合神经元的数目和连接概率都能有效地增强 NW 神经元网络的相位同步。

3.5　小　　结

本章研究了具有对称连接的电突触作用的神经元网络的完全同步和相位同步。首先基于动力系统的稳定性理论和矩阵理论,我们给出了判别 N 个对称的耗散耦合网络同步的一个稳定性标准,这个标准避免了许多复杂的计算,因此使用起来比较简单。利用这个标准,本章考虑了耦合的 HR 神经元的完全同步,得到了对称电突触耦合的 HR 神经元网络的同步稳定性的充分条件,进一步利用数值模拟的方法进行验证。

其次,本章对不同对称连接的电突触耦合的神经元网络的同步进行了研究,分析了 3 种规则的连接网络,即链式、环式和全局连接的网络的同步稳定性,分析的结果发现 3 种不同的规则网络达到同步时耦合强度的大小是不同的,链式连接需要的耦合强度最大,其次是环式连接,而全局耦合需要最小的耦合强度。利用 HR 神经元模型,本章对 3 种规则网络到达同步时耦合强度的临界值利用主稳定函数进行了数值计算,数值计算的结果进一步验证了理论分析的正确性,这说明全局耦合的神经元网络最容易达到完全同步。由于在现实的神经元系统中,随机的连接是不可避免的,所以这里考虑了 NW 小世界神经元网络的同步问题,理论分析表明 NW 小世界网络的连接概率和耦合神经元的数目可以减小耦合矩阵的最大非零特征值,这意味着增加神经元网络的完全同步,数值仿真的结果证实了理论分析的正确性。

由于非全同性是自然界中一个普遍的现象,当然对神经元系统也不例外。本章最后基于 HR 神经元模型,分析了小世界混沌的 NW 神经元网络的相位同步。研究的结果表明,NW 小世界神经元网络的相位同步是依赖于耦合强度和网络的拓扑结构的。耦合强度、耦合神经元的数目和网络的连接概率都能有效地增加 NW 小世界神经元网络的相位同步。

总之,通过对各种对称连接的神经元网络的同步的研究发现,全局耦合的神经元更容易达到完全同步。对于小世界的神经元网络而言,增加耦合神经元的数目和连接概率既可以增加耦合神经元的完全同步,也可以增加其相位同步。这些研究结果可能对理解现实的神经元网络的同步有重要的指导意义。

第四章 耦合混沌神经元的同步转迁

4.1 引　　言

前一章研究了耦合神经元的完全同步和相位同步,基于理论的分析,给出了达到完全同步的充分条件,并用数值仿真计算了耦合神经元达到同步的临界值。但是,对达到稳定的同步之前耦合神经元的整个过渡过程没有做相应的研究。实际上,在耦合的混沌系统中,存在着不同类的同步转迁模式。在文献[35]中,揭示了广义同步和相位同步之间的过渡关系,研究表明相位同步可能优先也可能落后于广义同步。Ge 等[82]借助于 Lyapunov 指数的变化来揭示耦合多尺度系统的同步转迁过程。他们表明 Lyapunov 指数不是预测耦合多尺度系统相同步出现的标准。总之,耦合系统的同步转迁是非常复杂且极其吸引人的研究领域。

神经元系统是一个由快慢变量组成的多尺度系统,慢变量是神经元簇行为产生的机制。一些研究表明神经元的同步有峰的同步和簇的同步,但是对其不同的同步之间的转迁过程尚未研究清楚。耦合神经元系统的同步转迁过程是非常复杂的。Dhamala 等[83]利用耦合的恒等 HR 神经元模型研究了神经元的同步转迁行为,研究表明耦合的 HR 神经元由不相关到簇同步,最后到了峰同步,即完全同步。同步行为在神经元信息加工和处理过程中占有非常重要的角色。因此,进一步研究耦合神经元的同步转迁机制是非常有必要的,这对我们理解现实的神经元同步行为具有重要的指导意义。

本章借助于两耦合混沌的 ML 神经元同步的研究,揭示随着耦合强度的增加,耦合的 ML 神经元同步过程的复杂转迁趋势。通过计算同步差的极大值和耦合神经元的 ISI(峰峰间期)分岔图,数值上揭示了耦合的混沌 ML 神经元的同步过渡过程。这个过程呈现了非常复杂的现象,即在达到稳定的完全同步之前,出现了簇同步、近似同步和完全同步等中间状态。由于非全同性在神经元系统中的普遍存在性,我们也对具有参数小的不匹配的两耦合非全同混沌的 ML 神经元的同步转迁做了数值研究,表明了耦合混沌的 ML 神经元复杂的同步转迁对参数小的不匹配具有鲁棒性。

4.2　改进的 ML 神经元模型及其动力特性

M-L 神经元模型是描述北极鹅肌肉纤维的电活动的一个神经元模型。这个模型能模拟现实神经元的发放和恢复的特性。模型包含了一个产生快的动作电位的一个 Ca 离子流和一个 K 离子流。与此同时,为了维持休止态处的恒定电位,还考虑了一个漏电流。二维的 ML 神经元模型由下面的微分方程给出:

$$\frac{dV}{dt} = g_{Ca}m_\infty(V)(V_{Ca} - V) + g_K W(V_K - V) + g_L(V_L - V) - I,$$

$$\frac{dW}{dt} = \lambda(V)(W_\infty(V) - W), \tag{4.1}$$

这里 $m_\infty(V)$, $W_\infty(V)$ 和 $\lambda(V)$ 分别表示如下:

$$m_\infty(V) = 0.5\left(1 + \tanh\frac{V - V_a}{V_b}\right),$$

$$W_\infty(V) = 0.5\left(1 + \tanh\frac{V - V_c}{V_d}\right),$$

$$\lambda(V) = \frac{1}{3}\cosh\frac{V - V_c}{2V_d},$$

这里 t 是时间变量,V 是神经元的膜电位,W 是 K 离子通道的活化概率。在本章的研究中,系统参数设置为 $g_{Ca} = 1.2$, $g_K = 2.0$, $g_L = 0.5$, $V_K = -1.1$, $V_L = -0.5$, $V_a = -0.01$, $V_b = 0.15$, $V_c = 0.1$, $V_d = 0.05$。对于这些参数详细的解释可以参考第二章的内容。在这些参数中,我们选择 V_{Ca} 作为控制参数。为了在 ML 模型中产生丰富的放电模式,我们引入一个慢的子系统如下:

$$\frac{dI}{dt} = \mu(0.2 + V), \tag{4.2}$$

这里 μ 是一个小常数,我们取 $\mu = 0.005$。在这种情况下,I 是一个慢变量,V 和 W 是两个快变量,从而构成了一个双尺度系统。我们把由系统(4.1)和(4.2)组成的微分系统称作是改进的 ML 神经元模型,在本章中仍然简称为 ML 模型。当参数 V_{Ca} 改变时,ML 神经元呈现丰富的发放行为,例如各种各样的周期和混沌模式等。如图 4.1 所示表明了峰峰间期(ISI)随着参数 V_{Ca} 变化的分岔图和对应的两大 Lyapunov 指数的变化。为了更清楚地观察这些发放行为,我们分别取 $V_{Ca} = 0.950$, 0.880, 0.845, 0.800。在图形 4.2 上,给出了对应的膜电位的时间历程的进展。从图 4.2,我们直观地看到了在对应参数下,出现了周期峰、混沌峰、周期簇等发放模式。

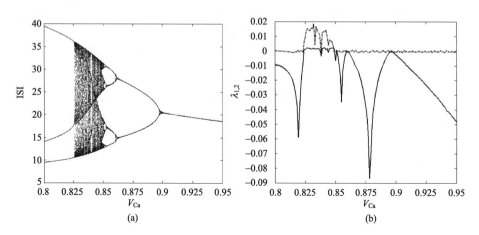

图 4.1　(a)单个 ML 神经元的峰峰间期(ISI)随着参数 V_{Ca} 变化的分岔图;(b) 对应图
(a)的两大 Lyapunov 指数的变化

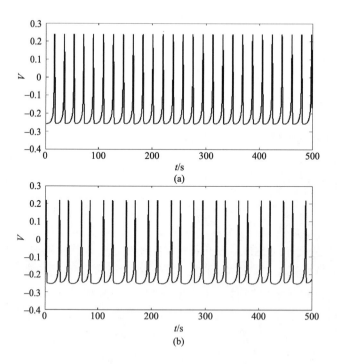

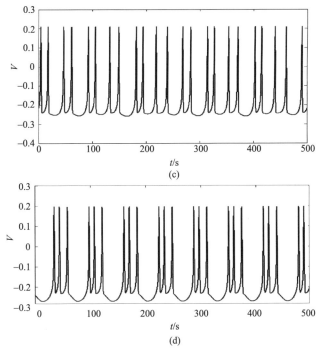

图 4.2 单个 ML 神经元的放电模式图:(a) 周期 1 发放($V_{Ca}=0.950$);(b) 周期 2 发放($V_{Ca}=0.880$);(c) 混沌发放($V_{Ca}=0.845$);(d)周期 3 发放($V_{Ca}=0.800$)

4.3 耦合混沌的 ML 神经元的同步

这一部分,我们研究两耦合混沌的 ML 神经元的同步行为。通过计算同步差的极大值和耦合神经元系统的峰峰间期分岔图,展示了 ML 神经元丰富的同步过渡模式。

4.3.1 两耦合全同的 ML 混沌神经元的同步

两全同的电耦合的 ML 神经元的动力行为由下面的微分方程组控制:

$$
\begin{cases}
\dfrac{dV_1}{dt} = g_{Ca}m_\infty(V_{Ca}-V_1)+g_K W(V_K-V_1)+g_L(V_L-V_1)-I_1+C(V_2-V_1), \\[2mm]
\dfrac{dW_1}{dt} = \lambda(V_1)(W_\infty(V_1)-W_1), \\[2mm]
\dfrac{dI_1}{dt} = \mu(0.2+V_1), \\[2mm]
\dfrac{dV_2}{dt} = g_{Ca}m_\infty(V_{Ca}-V_2)+g_K W(V_K-V_2)+g_L(V_L-V_2)-I_2+C(V_1-V_2), \\[2mm]
\dfrac{dW_2}{dt} = \lambda(V_2)(W_\infty(V_2)-W_2), \\[2mm]
\dfrac{dI_2}{dt} = \mu(0.2+V_2),
\end{cases}
\tag{4.3}
$$

这里 C 是耦合强度,指标 1,2 分别代表神经元 1,2。在下面的研究中,为了使神经元是混沌的,我们取 $V_{Ca}=0.845$(见图 4.2(c))。

在本章的研究中,我们利用两个耦合 ML 神经元之间的同步差 $e_1=V_2-V_1$,$e_2=W_2-W_1$,$e_3=I_2-I_1$ 的极大值和耦合神经元峰峰间期随着耦合强度变化的分岔图来诊断其同步的过渡行为。下面我们数值求解耦合方程组(4.3)。图 4.3(a)展示了耦合的第一个神经元的峰峰间期随着耦合强度变化的趋势。我们可以看到在小的耦合范围内,随着耦合强度的增加,耦合神经元吸引子的尺寸呈现增大的趋势。对于这种吸引子增大的原因可以像文献[170]中耦合的 Lorenz 系统的动力变化一样解释:在小的耦合强度下,混沌的耦合破坏了原来 Lorenz 系统双圈吸引子来回切换所遵循的一致性,结果造成了原来吸引子的破坏而产生了新的更复杂的吸引子。然而在我们所研究的 ML 神经元模型中,系统在给定的参数下呈现了如图 4.3(b)的多圈吸引子。对于 Lorenz 系统成立的情况,当然在具有多圈吸引子的其他耦合系统中也是成立的,特别像具有多圈吸引子的 ML 模型,所以在小耦合强度的情况下,混沌的耦合破坏了 ML 神经元原有的吸引子,从而产生了新且大的吸引子。

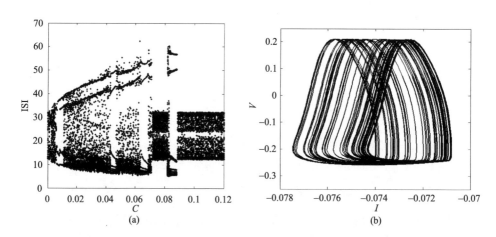

图 4.3　(a)电突触耦合 ML 神经元中的第一个神经元的峰峰间期(ISI)随着参数 C 变化的分岔图;(b)当参数 $V_{Ca}=0.845$ 时,单个 ML 神经元的多圈吸引子

从图 4.3(a)和图 4.4 可以看到,当耦合强度位于 $0.063 < C < 0.072$ 时,两耦合神经元的簇同步在这个区间出现。作为一个特殊的例子,我们取耦合强度 $C=0.065$,图 4.5 表明了两耦合神经元膜电位的时间历程和在 (V_1, V_2) 平面上所对应的相图。从图 4.5(a),清楚地看到两耦合神经元的周期簇同时发生,而图 4.5(b)表明在簇里的峰是不相关的。随着耦合强度的进一步增加,当耦合强度位于 $0.072 < C < 0.0885$ 时,耦合神经元在这个区间内存在着复杂的过渡模式。具体的

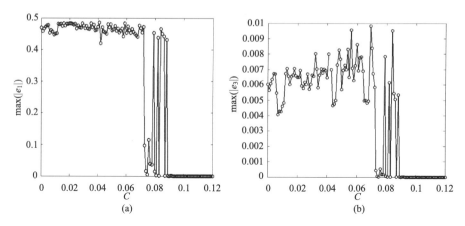

图 4.4　(a)电突触耦合 ML 神经元的同步差 $|e_1|$ 的极大值随着参数 C 变化；(b) 耦合
ML 神经元的同步差 $|e_3|$ 的极大值随着参数 C 变化

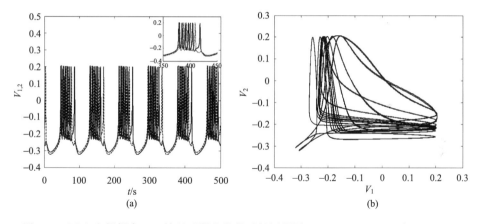

图 4.5　(a)电突触耦合 ML 神经元膜电位的时间历程图($C = 0.065$)；(b) 在(V_1，V_2)
平面上的相图($C = 0.065$)

表现行为从图 4.3(a)和图 4.4 可以分析清楚。图 4.4 表明了同步差的极大值随着耦合强度的变化而变化的趋势,明显地指出了在区间 $0.072 < C < 0.0885$ 内,有一些耦合强度处对应的同步差的极大值是较小的,这意味着近似同步的出现;一些耦合强度处对应的同步差的极大值趋于零,意味完全同步的发生;还有一些耦合强度处,同步差的极大值突然变大,这意味着近似同步和完全同步的丧失,而通过进一步的分析可知这是簇同步的发生。 为了更清楚地看这些复杂的同步过程,我们分别取 $C = 0.0735$,$C = 0.083$ 和 $C = 0.084$,可直观地显示复杂同步出现的过程。从图 4.6(a)和图 4.6(b),清楚地看到,在(V_1,V_2)和(I_1,I_2)平面上,相图分别定位在一三象限角分线附近的小邻域内,这意味着近似同步的发生而且此时耦合神经

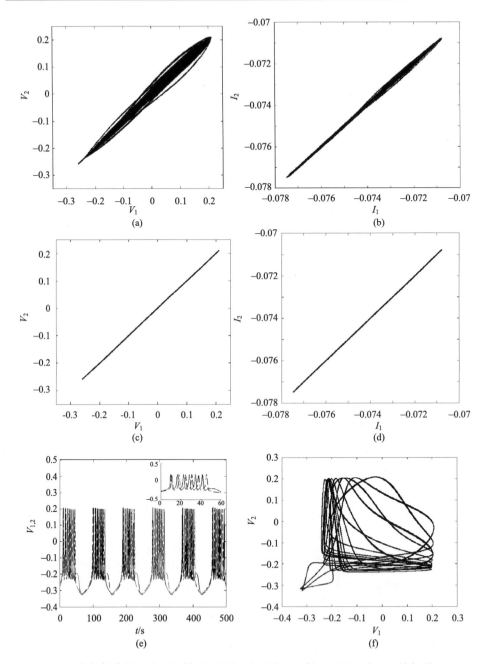

图 4.6 电突触耦合的两个 ML 神经元的相平面图：(a)在(V_1,V_2)平面上的相图($C =$
0.0735)；(b) 在(I_1,I_2)平面上的相图($C=0.0735$)；(c)在(V_1,V_2)平面上的相图($C=$
0.083)；(d)在(I_1,I_2)平面上的相图($C = 0.083$)；(e)耦合神经元膜电位的时间历程图
($C = 0.084$)；(f)在(V_1,V_2)平面上的相图($C = 0.084$)

元处于混沌状态。图 4.6(c)和图 4.6(d)表明了完全同步的发生；而图 4.6(e)和图 4.6(f)表明了像图 4.5 所示的神经元峰不相关的簇同步。

当耦合强度 C 大于 0.0885 时，同步差的极大值都变成了零（见图 4.4），这表明耦合神经元以未耦合前的混沌状态作完全同步的运动模式。以上的数值分析都是消除足够长的暂态过程而得到的稳态结果。

对于在上面研究中发现的复杂的同步过渡模式，我们做如下的进一步解释。耦合的多尺度系统的混沌同步是紧密联系于快慢子系统的动力行为。在文献[81]中，作者通过数值研究发现，随着耦合强度的增加，两耦合的 HR 神经元经历了两个同步的过渡点。在第一个过渡点，意味着簇同步的出现（即慢子系统的同步），而经过第二个过渡点，完全同步发生（即快慢子系统都达到同步），而且他们得出的结论是峰簇运动的同步是一种多尺度现象且簇同步是先于峰同步的。然而，在我们的研究中发现，对于两耦合混沌的 ML 神经元，同步过渡模式是不同于耦合的 HR 神经元的同步过渡模式，这里存在着更复杂的过渡机制。具体地说，除了簇同步之外，还存在额外的中间过程，这些中间过程由近似同步、另一类簇同步和完全同步组成。在中间过程之后，两耦合混沌的 ML 神经元才达到了稳定的完全同步。事实上，中间过程出现的近似同步和完全同步都是神经元峰的同步，从这个角度看，我们可以得出，神经元峰的同步也可以优先于簇的同步。

4.3.2 两耦合的非全同 ML 混沌神经元的同步

在上一节中，我们研究了两个耦合全同的 ML 神经元的同步过渡过程。本节将研究两耦合的非全同的 ML 神经元的同步转迁，主要考察在耦合全同的 ML 神经元模型中存在的复杂同步转迁是否对系统参数小的不匹配具有鲁棒性。

为此，在系统(4.3)中，我们取参数 $V_{Ca}=0.845$；而在系统(4.4)中，取参数 $V_{Ca}=0.84$，这样造成参数小的不匹配从而使得两耦合混沌的 ML 神经元是非全同的。数值解系统(4.3)和(4.4)并且计算同步差的极大值和峰峰间期分岔图，模拟的结果如图 4.7 和图 4.8 所示。从图 4.7，我们可以看出，参数小的不匹配对耦合神经元的峰峰间期的分岔结构没有大的影响，也存在吸引子增大的趋势和周期簇窗口的出现。结合图 4.8，我们分析得出两耦合非全同混沌的 ML 神经元的同步转迁也是复杂的，仍然存在簇同步、近似同步等中间过程。这里由于两个系统是非全同的，因此不能取得完全同步，最后随着耦合强度的足够大，两耦合神经元达到了几乎完全同步。这表明近似同步和簇同步这样的中间过渡在参数小的不匹配下也能保持。

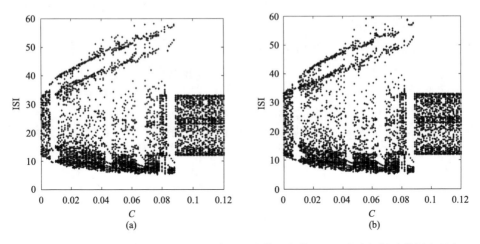

图 4.7   （a）两个电突触耦合非全同 ML 神经元中第一个神经元的峰峰间期随着耦合强度
C 变化的分岔图；（b）第二个神经元的峰峰间期随着耦合强度 C 变化的分岔图

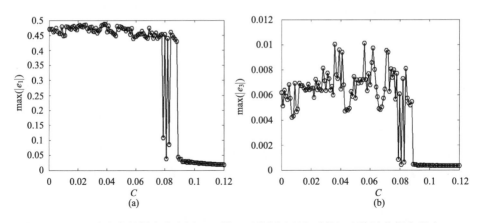

图 4.8   （a）两个电突触耦合非全同 ML 神经元的同步差 $|e_1|$ 的极大值随着耦合强度 C
变化；（b）同步差 $|e_3|$ 的极大值随着耦合强度 C 变化

4.4   小   结

本章分析了两个电突触耦合混沌的 ML 神经元的同步问题。通过计算耦合
神经元系统的同步差和峰峰间期分岔表随着耦合强度的变化，发现了在耦合的混
沌 ML 神经元模型中，存在着复杂的同步转迁行为。首先，在小的耦合强度下，由
于耦合混沌的作用，耦合神经元的混沌吸引子呈现增大的趋势。在耦合强度继续

增大的情况下,耦合神经元达到了簇同步的模式,但是峰并没有达到同步。在簇同步之后,随着耦合强度继续增加,出现了近似同步、簇同步和完全同步等交替的过程,最后达到了稳定的完全同步。这种复杂的同步转迁模式是不同于耦合混沌的 HR 神经元的同步转迁。这种过渡是多尺度系统快慢子系统共同作用的结果,它对于理解像神经元这样由快慢变量组成的多尺度系统是有重要的意义的。

非全同是普遍存在的且是不可避免的,本章还讨论了参数小的不匹配的两个耦合混沌的 ML 神经元的同步行为。研究表明,耦合混沌的 ML 神经元的分岔结构和同步转迁模式对于参数小的不匹配具有鲁棒性。

第五章 时滞对耦合神经元同步的影响

5.1 引　言

前面两章研究了具有电突触耦合神经元的同步和同步过渡行为。在第三章，给出了电突触耦合神经元同步的条件和不同连接形式对电突触耦合神经元同步的作用。在第四章，我们进一步的分析了耦合神经元的同步转迁模式，揭露了在耦合的多尺度神经元系统中存在着复杂的同步转迁模式。然而，由于突触间隙的存在，神经元之间的信息传递存在着时滞效应。于是，时滞对于神经元耦合系统同步运动的影响得到了深入的研究[89~90]。在文献[57]中，研究了时滞对于电耦合 Hind-marsh-Rose 模型神经元系统完全同步的影响，结果表明时滞使得在小耦合的强度下，耦合神经元能到达完全同步，即时滞增强了神经元耦合系统的完全同步。在文献[58]中，Rossoni 等研究了具有时滞和类脉冲作用的两耦合的 Hodgkin-Huxley 神经元的发放行为。研究表明在时滞的作用下，两耦合神经元可以达到振荡消失现象、反相解和在相同步等丰富的发放模式。这些研究充分说明了时滞在耦合神经元系统有着重要的作用。

从动力系统的角度来看，由于时滞的出现，耦合神经元系统变成了无穷维的动力系统。因此耦合神经元系统必将表现出更丰富的非线性行为。为了更深入地理解时滞对耦合神经元同步的作用，本章将借助电突触耦合混沌的 ML 神经元模型，研究时滞对耦合神经元发放模式的规则化和同步的增强作用，阐明了在耦合的 ML 神经元系统中，神经元同步和规则化的先后次序。与此同时，还发现时滞耦合也可以破坏耦合神经元的完全同步。但是在适当的时滞下，神经元又能出现新的周期的完全同步和反相同步模式。

由于化学突触在神经元系统中是信息传递的主要工具，而化学突触一般分为抑制性和兴奋性两类。本章利用比较符合生理意义的神经元模型，分别研究了具有抑制性和兴奋性化学突触耦合神经的同步及时滞对其同步的作用。结果表明在有效的时滞作用下，抑制性化学耦合的神经元的在相同步能得到提高；而兴奋性化学耦合的神经元在时滞的作用下能呈现在相和反相同步之间的转迁，并且还发现了一些不同的同步转迁现象。

5.2 时滞对电突触耦合神经元同步的作用

5.2.1 时滞耦合的神经元模型

下面我们考虑两个具有时滞耦合混沌的 ML 神经元同步行为,它们的动力行为由如下的时滞微分方程组来描述:

$$
\begin{cases}
\dfrac{\mathrm{d}V_1}{\mathrm{d}t} = g_{\mathrm{Ca}} m_\infty (V_{\mathrm{Ca}} - V_1) + g_{\mathrm{K}} W_1 (V_{\mathrm{K}} - V_1) \\
\qquad\quad + g_{\mathrm{L}}(V_{\mathrm{L}} - V_1) - I_1 + C(V_2(t-\tau) - V_1), \\
\dfrac{\mathrm{d}W_1}{\mathrm{d}t} = \lambda(V_1)(W_\infty(V_1) - W_1), \\
\dfrac{\mathrm{d}I_1}{\mathrm{d}t} = \mu(0.2 + V_1);
\end{cases}
\tag{5.1}
$$

$$
\begin{cases}
\dfrac{\mathrm{d}V_2}{\mathrm{d}t} = g_{\mathrm{Ca}} m_\infty (V_{\mathrm{Ca}} - V_2) + g_{\mathrm{K}} W_2 (V_{\mathrm{K}} - V_2) \\
\qquad\quad + g_{\mathrm{L}}(V_{\mathrm{L}} - V_2) - I_2 + C(V_1(t-\tau) - V_2), \\
\dfrac{\mathrm{d}W_2}{\mathrm{d}t} = \lambda(V_2)(W_\infty(V_2) - W_2), \\
\dfrac{\mathrm{d}I_2}{\mathrm{d}t} = \mu(0.2 + V_2),
\end{cases}
\tag{5.2}
$$

这里 $m_\infty(V)$, $W_\infty(V)$ 和 $\lambda(V)$ 的表达式如前一章给出,C 是耦合强度,τ 是在两电耦合神经元之间信息传递的时滞。方程里变量和其他参数的解释可参见第四章的内容,这里不再做详细的介绍。为了使单个神经元的电活动是混沌的,我们选择 $V_{\mathrm{Ca}} = 0.845$。

5.2.2 时滞对电突触耦合神经元同步的增强作用

为了研究具有时滞电耦合 ML 神经元的同步,我们引入一个统计量,相似函数如下:

$$
S(\tau_1) = \left[\frac{\langle (V_1(t) - V_2(t-\tau_1))^2 \rangle}{(\langle V_1^2(t) \rangle \langle V_2^2(t) \rangle)^{\frac{1}{2}}} \right]^{\frac{1}{2}},
\tag{5.3}
$$

这里 $\langle \cdot \rangle$ 表示对时间的平均。函数 (5.3) 度量了两个信号 $V_1(t)$ 和 $V_2(t)$ 的时间相关。如果两个信号是独立的,对所有的 τ,$S(\tau_1) \neq 0$;如果对于某个 τ_1 使得 $S(\tau_1) \approx 0$,那么在两个信号之间存在一个时间滞后 τ_1;特别地,当耦合系统是完全同步的状态时,那么在 $\tau_1 = 0$ 处,$S(\tau_1) = 0$。事实上,$S(\tau_1)$ 越小,两个信号 $V_1(t)$ 和 $V_2(t)$ 有越大的相关,从同步的观点来讲,就是两耦合系统的在相同步增加。

如第四章中的图 4.3 所示,当耦合强度位于区间 $C \in [0.01, 0.06]$,两个无时滞电突触耦合的 ML 神经元不能达到完全同步。如果考虑了神经元信息传递过程中的时间滞后 τ,当耦合强度 C 和时滞 τ 变化时,我们计算相似函数 $S(0)$ 来判断两耦合神经元的完全同步。在参数平面 (C, τ) 上,如图 5.1(a) 所示,给出了相似函数 $S(0)$ 的变化,可以明显地看到在参数平面 (C, τ) 上存在着一些区域,这些区域里相似函数 $S(0)$ 的值变成了零。因此,经过数值计算我们能得到,时滞的出现能使得耦合神经元在小的耦合强度下达到完全同步(见图 5.1(b))。

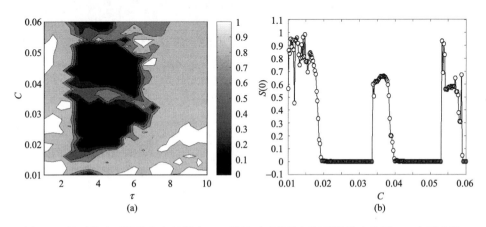

图 5.1　针对具有时滞的电突触耦合 ML 神经元系统的相似函数的变化图:(a)在两参数 (C, τ) 平面上,$S(0)$ 大小的变化;(b)当固定 $\tau = 4$ 时,$S(0)$ 随着耦合强度 C 的变化

为了从数值上更清楚地看这个结果,我们选择耦合强度 $C = 0.025$。如图 5.2 所示,如果没有时滞,两耦合混沌的神经元不能达到完全同步。然而,当取时滞 $\tau = 4$,两耦合神经元的完全同步发生,因此时滞能增加耦合神经元的同步;而且从图 5.1 可以清楚地看到,仅仅在一个有效的时滞区间,它大约是 $\tau \in (3, 6)$,那里完全同步才能有效地被增加。对于较大或者较小的时滞,完全同步不能发生。这个结果显得是符合生物意义的。在文献[85]中,研究表明沿着连接神经元轴的传导速度从 20 到 60m/s,而造成的传导时滞是从几毫秒到几百毫秒。

然而,从图 5.2 注意到,当两个混沌的神经元在有效的时滞作用下达到同步时,它们变成了规则的周期运动而不是原来的混沌发放模式。比较图 5.3(a) 和图 5.3(b),可以清楚地看到在一些较低的耦合参数范围内,时滞可以抑制混沌而变为周期的发放行为。特别地,我们注意到即使耦合神经元由于时滞变得规则化了,但是它们之间的同步也没有达到。像图 5.3(b) 表明,当耦合强度 C 超过 0.0169 时,耦合神经元变成了规则的周期发放,而从图 5.2(b) 我们可以得到当耦合强度 C 大于 0.0194 时,神经元之间的同步才能实现。因此仅仅在混沌被抑制之后,随着耦合强度的继续增加,耦合神经元之间的同步才能实现。更进一步地发现在一些耦合强度的范围内,神经元的混沌不能被时滞抑制,例如,在耦合参数范围 $C \in (0.054, 0.056)$ 内,耦合神经元对于任意时滞仍然是混沌的。数值的模拟显示这些耦合参数范围包括了从周期 n 到周期 $n+1$ 运动的转迁集。相似地,耦合神经元的耦合时滞在其他耦合参数范围内也能增加同步和规则化。

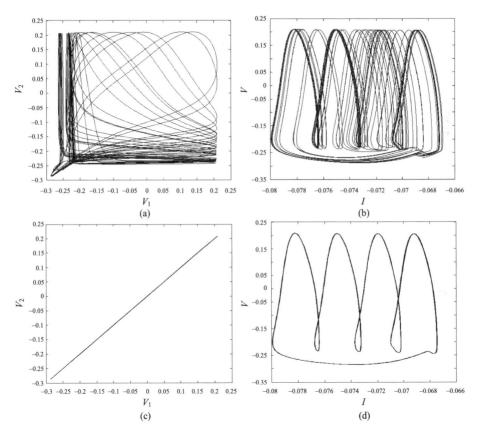

图 5.2 对于就有时滞的电突触耦合的 ML 神经元系统的同步转变。当耦合强度 $C = 0.025$,时滞 $\tau = 0$ 时:(a)非同步;(b)混沌吸引子。当耦合强度 $C = 0.025$,时滞 $\tau = 4$ 时:(c)完全同步;(d)周期 4 轨道

研究资料表明,在几厘米距离分开的脑区的神经同步能发生。上面的结果表明在低的时滞耦合下,耦合神经元达到集体的同步运动是可能的。因此,时滞看起来在存在一定距离的脑区里能便利神经元的同步。

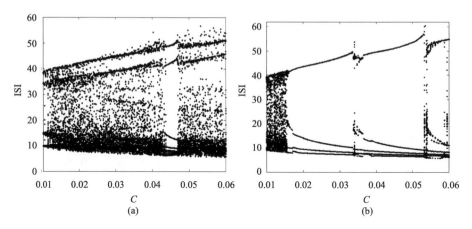

图 5.3   具有时滞的电突触耦合的 ML 神经元系统中第一个神经元的峰峰间期变化图：
(a)关于耦合强度 C 变化的分岔图($\tau=0$)；(b)关于耦合强度 C 变化的分岔图($\tau=4$)

5.2.3   时滞对电突触耦合神经元同步的破坏作用

前一节表明了合适的时滞能有效地增加电突触耦合神经元的同步，而且在同步期间，耦合神经元由原来的混沌运动变为周期运动。下面将研究时滞对已经达到完全同步的神经元有什么影响。这里取 $C=0.12$，上一章的研究表明，这时无时滞耦合神经元已经达到了完全同步。但是，在耦合时滞出现之后，神经元的同步行为将发生了很大的变化。数值模拟的结果如图 5.4 所示，图 5.4(a)表明了耦合神经元的第一个神经元的峰峰间期随着时滞的变化趋势，可以清楚地看出，在不同的时滞下耦合神经元的发放行为是有很大的差别的，例如出现了各种周期的发放模式；而图 5.4(b)表明了相似函数 $S(0)$ 随着时滞 τ 的变化。从图 5.4(a)和图 5.4(b)，可以看出，耦合神经元的混沌同步由于有效的时滞而被破坏了，但是在一些合适的时滞下，耦合神经元又出现了周期的同步模式。此外，经过数值模拟还发现时滞诱发了反相的周期性同步状态。在我们的数值计算中，当时滞 τ 位于某些区间时，比如，$\tau\in[13,14]$ 或者 $\tau\in[17,20]$，出现了反相的同步状态，具体的示例如图 5.5 表明。

实际上，人们认为神经元的同步在像帕金森病、手的颤抖和癫痫病等病态节奏中扮演着重要的角色。显而易见，发展抑制不理想神经同步的技术是一个重要的诊断问题。时滞能镇压同步的产生，这可能为发展抑制神经同步的医疗方法提供一定的理论指导。

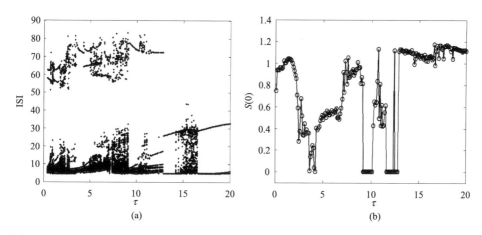

图 5.4　(a)具有时滞的电突触耦合 ML 神经元系统中第一个神经元的峰峰间期关于时滞 τ 变化的分岔图($C=0.12$);(b)具有时滞的电突触耦合的 ML 神经元系统 $S(0)$ 随着时滞 τ 变化($C=0.12$)

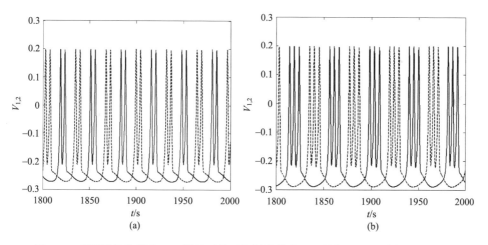

图 5.5　时滞诱导的耦合 ML 神经元的反相同步状态:(a)周期 2 反相同步($\tau=14$);
(b)周期 3 反相同步($\tau=19$)

5.3　时滞对抑制性化学突触耦合神经元同步的作用

5.3.1　具有时滞的抑制性化学突触耦合的神经元模型

　　前面主要研究了时滞对电突触连接的神经元的同步,而实际上电突触相对来说很少,主要存在于包括小龙虾、鱿鱼等无脊椎动物的器官中以及脊椎动物的未成熟细胞之间。从生理学的意义来讲,神经元之间的信息传递主要是通过化学突触。化学突触是动物神经系统内细胞连接的最普遍的类型,而且具有很强的灵活性。

对化学突触耦合的神经元的同步行为,国外的很多学者已经作了一些相应的研究,然而他们没有充分考虑时滞对化学突触耦合神经元同步的作用。本章借助于一个更符合生理意义的神经元模型,即 Chay 神经元模型,研究时滞对抑制性化学耦合的神经元同步的作用。具有时滞相互抑制的神经元模型由下面的微分系统给出:

$$
\begin{cases}
\dfrac{\mathrm{d}V_{1,2}}{\mathrm{d}t} = g_I m_\infty^3 h_\infty (V_1 - V_{1,2}) + g_{kv} n^4 (V_k - V_{1,2}) + \dfrac{g_{kc} C_{1,2}}{1 + C_{1,2}} (V_k - V_{1,2}) \\
\qquad\quad + g_L (V_L - V_{1,2}) + \dfrac{H_{syn}(V_{syn} - V_{1,2})}{1 + \exp(-\sigma(V_{2,1}(t-\tau) - \theta))}, \\
\dfrac{\mathrm{d}n_{1,2}}{\mathrm{d}t} = \dfrac{n_\infty - n_{1,2}}{\tau_n}, \\
\dfrac{\mathrm{d}C_{1,2}}{\mathrm{d}t} = \rho\big[m_\infty^3 h_\infty (V_c - V_{1,2}) - K_c C_{1,2} \big].
\end{cases}
\tag{5.4}
$$

这里对应的变量解释及 $m_\infty, h_\infty, n_\infty$ 和 τ_n 的表达式在第二章已经作了相应的介绍。这里 H_{syn} 是耦合强度,τ 是时滞,指标 1(或 2)代表神经元 1(或 2),V_{syn} 是神经元突触可逆电位,它依赖于前突触神经元和接受者。耦合是兴奋的还是抑制的依赖于 V_{syn} 的取值,具体的解释可参见第二章突触的基本知识。θ 是突触阈值,超过它前突触神经元开始对后突触神经元有作用,σ 是兴奋或者抑制开始的比率常数。这里我们设置参数如下:$V_{syn} = -50$,它保证了神经元之间相互作用是抑制的。突触阈值 $\theta = -30$,比率常数 $\sigma = 10$。其他参数值设置如下:$g_I = 1800, g_{kv} = 1700, g_{kc} = 10, g_L = 7, \rho = 0.27, K_c = 3.3/18, V_I = 100, V_k = -75, V_L = -40, \lambda_n = 230$。参数 V_c 作为控制参数,当参数 V_c 改变时,单个 Chay 神经元模型呈现丰富的放电行为。图 5.6 表明了 Chay 神经元模型的峰峰间期随着参数 V_c 的变化趋势和对应的两大 Lyapunov 指数,明显地表明了各种周期模式和混沌行为的出现。

5.3.2 无时滞的抑制性化学突触耦合神经元的同步

这里,我们研究无时滞两抑制性化学突触耦合神经元的同步。为了考虑未耦合时神经元处于混沌的发放模式,选择参数 $V_c = 136$(见图 5.6)。随着耦合强度 H_{syn} 的增加,两耦合混沌的神经元逐渐地由非同步状态变为离相的周期簇同步。图 5.7 给出了两耦合神经元的峰峰间期随着耦合强度变化的分岔表,它们意味着耦合神经元最后转变为周期发放的模式。为了更清楚地看同步的转变过程,分别选择耦合强度 $H_{syn} = 1, 3.5$ 和 6,从图 5.8,明显地发现耦合神经元最后过渡到了离相的簇同步状态。

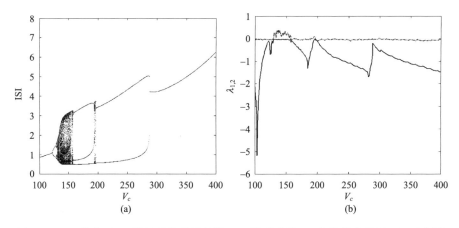

图 5.6　(a)单个 Chay 神经元的峰峰间期(ISI)随着参数 V_c 变化的分岔图;(b)对应图
(a)的两大 Lyapunov 指数的变化

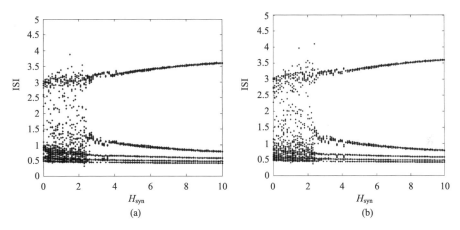

图 5.7　(a)两个抑制性化学突触耦合 Chay 神经元系统中第一个神经元的峰峰间期随着耦合
强度 H_{syn} 变化的分岔图;(b)第二个神经元的峰峰间期随着耦合强度 H_{syn} 变化的分岔图

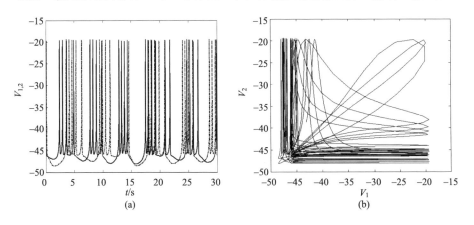

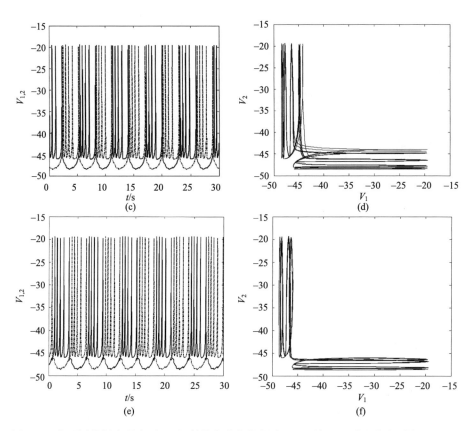

图 5.8   在不同的耦合强度下,两抑制性化学突触耦合 Chay 神经元膜电位的时间历程和在 (V_1,V_2) 平面上的相图:(a)和(b)耦合强度 $H_{syn}=1$;(c)和(d)耦合强度 $H_{syn}=3.5$;(e)和(f)耦合强度 $H_{syn}=6$

5.3.3   时滞对抑制性化学突触耦合神经元在相同步的作用

在这一节,主要研究时滞对抑制性化学突触耦合神经元同步的作用。按照无时滞时两耦合神经元的状态关系,分别考虑当耦合强度为 $H_{syn}=1,3.5$ 和 6 时,时滞对耦合神经元同步的作用。如同前面一样,这里仍然使用相似函数 $S(0)$ 来判断耦合神经元之间的同步。

首先,当耦合强度 $H_{syn}=1$ 时,如图 5.8(a)和图 5.8(b)所示,两耦合的 Chay 神经元无时滞时处于非离相同步的状态。随着时滞的增加,我们研究耦合神经元同步的电活动行为,图 5.9 表明了第一个耦合神经元的峰峰间期分岔表和相似函数随着时滞 τ 的变化趋势。可以清晰地看到相似函数不能因时滞有而效地降低,仅仅在几个点处,相似函数的值稍稍变小了,即两个神经元膜电位序列的相关度很

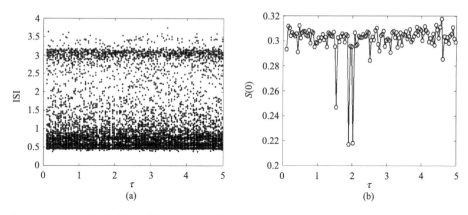

图 5.9　(a)具有时滞的抑制性化学突触耦合的两个 Chay 神经元系统中第一个神经元的
峰峰间期关于时滞 τ 变化的分岔图($H_{syn}=1$);(b)$S(0)$随着时滞 τ 变化($H_{syn}=1$)

小,这意味着当耦合神经元处于非离相同步状态下时,时滞不能有效地增加耦合神经元的在相同步。

其次,如果两耦合神经元位于如图 5.8(c)和图 5.8(d)所示的近似离相同步,时滞对其同步有什么样的影响呢?图 5.10 表明了第一个神经元的峰峰间期随着时滞变化的分岔图和相似函数随着时滞的变化趋势。从图 5.10(b),可以清楚地看到存在一个使得相似函数大大减小的时滞窗口,与此同时,两耦合神经元在这个窗口内以周期的行为运动。因此,可以得出当耦合神经元是近似离相同步时,有效的时滞能使得耦合神经元的在相同步增加。

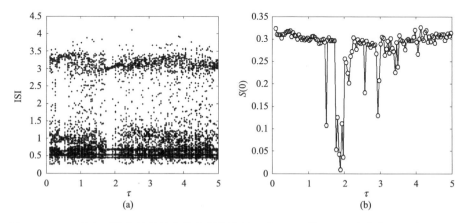

图 5.10　(a)具有时滞的抑制性化学突触耦合的两个 Chay 神经元系统中第一个神经元的
峰峰间期关于时滞 τ 变化的分岔图($H_{syn}=3.5$);(b)$S(0)$随着时滞 τ 变化($H_{syn}=3.5$)

　　然而,如果两耦合神经元达到了完全的离相同步,将有更宽的时滞窗口使得耦合神经元的在相同步有效地提高。数值的结果如图 5.11 所示,显示了第一个神经元峰峰间期分岔表和相似函数随着时滞的变化趋势。在明显的两个时滞窗口里,清楚地看到相似函数的值大幅度地降低并且对应的分岔表呈现周期性运动,这意味着时滞有效地增加了耦合神经元的在相同步。

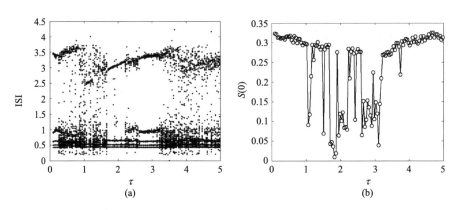

图 5.11　（a)具有时滞的抑制性化学突触耦合的两个 Chay 神经元系统中第一个神经元的峰峰间期关于时滞 τ 变化的分岔图（$H_{syn}=6$）;（b)$S(0)$随着时滞 τ 变化（$H_{syn}=6$）

　　对于更强的耦合强度,我们作了相同的数值研究,研究表明随着耦合强度的增加,出现了较宽的时滞范围使得耦合神经元的在相同步增加,在神经元在相同步增加期间,耦合神经元是处于周期性的发放模式,而且,增加的在相同步是一种神经元的簇同步。在耦合神经元系统的信息处理中,簇同步被认为占有重要的角色,但是这些角色在当今很难理解。从诊断的角度来看,神经元的簇和同步之间的关系显得非常重要的,本节的研究结果对于理解耦合神经元的集体簇同步有一定的指导意义。

5.4　时滞对兴奋性化学突触耦合神经元同步的作用

5.4.1　具有时滞的兴奋性化学突触耦合的神经元模型

　　在 1999 年,Erisir 等人通过对老鼠脑的中间神经元进行药理学试验的研究发现 Kv3.1/3.2K 离子通道在快峰放电(FS)细胞中占有重要的角色。快的峰放电神经元具有特殊类的延时 K 离子(Kv3.1/3.2K 离子类)通道,它是不同于传统的 Hodgkin-Huxley K 离子通道(Kv1.3 类)。为了描述快峰神经元的动力,Erisir 引入了下面的动力学模型[171]:

$$
\begin{cases}
C\dfrac{\mathrm{d}V}{\mathrm{d}t} = g_{\mathrm{Na}}m^3h(V_{\mathrm{Na}}-V) + g_{\mathrm{Kv}}n^2(V_{\mathrm{K}}-V) + g_{\mathrm{L}}(V_{\mathrm{L}}-V) + I + I_{\mathrm{syn}}, \\[2mm]
\dfrac{\mathrm{d}x}{\mathrm{d}t} = \dfrac{x_\infty - x}{\tau_x(V)}(x=m,h,n), \\[2mm]
x_\infty = \dfrac{\alpha_x}{\alpha_x + \beta_x}, \\[2mm]
\tau_x(V) = \dfrac{1}{\alpha_x + \beta_x}, \\[2mm]
\alpha_m = \dfrac{40(75-V)}{\exp\left(\dfrac{75-V}{13.5}\right)-1}, \\[4mm]
\beta_m = 1.2262\exp\left(\dfrac{-V}{42.248}\right), \\[3mm]
\alpha_h = 0.0035\exp\left(\dfrac{-V}{24.186}\right), \\[3mm]
\beta_h = \dfrac{0.017(-51.25-V)}{\exp\left(\dfrac{-51.25-V}{5.2}\right)-1}, \\[4mm]
\alpha_n = \dfrac{95-V}{\exp\left(\dfrac{95-V}{11.8}\right)-1}, \\[4mm]
\beta_n = 0.025\exp\left(\dfrac{-V}{22.222}\right),
\end{cases}
\tag{5.5}
$$

这里 V 是膜电位, m 和 h 分别是 Na 离子通道的开关概率, n 是 K 离子通道的打开概率。这里参数值设置为 $V_{\mathrm{Na}}=55.0\mathrm{mV}$, $V_{\mathrm{K}}=-97.0\mathrm{mV}$, $V_{\mathrm{L}}=-70\mathrm{mV}$, $g_{\mathrm{Na}}=112\mathrm{ms/cm^2}$, $g_{\mathrm{K}}=224\mathrm{ms/cm^2}$, $g_{\mathrm{L}}=0.1\mathrm{ms/cm^2}$, $C=1\mu\mathrm{F/cm^2}$。 I 是外刺激直流电; I_{syn} 是突触电流, 它由下面的动力模型来控制[153]:

$$
\begin{cases}
I_{\mathrm{syn}} = -g_{\mathrm{syn}}r(V-V_{\mathrm{syn}}), \\[2mm]
\dfrac{\mathrm{d}r}{\mathrm{d}t} = \alpha T(1-r) - \beta r, \\[2mm]
T = \dfrac{1}{1+\exp(-V_{\mathrm{pre}})}, \\[2mm]
\alpha = \dfrac{1}{\tau_{\mathrm{rise}}} - \beta, \\[2mm]
\beta = \dfrac{1}{\tau_{\mathrm{decay}}},
\end{cases}
\tag{5.6}
$$

这里 V_{syn} 是突触可逆电位，V_{pre} 是突触前膜电位，τ_{rise} 是突触提升的时间常数，τ_{decay} 是突触的衰减时间常数，g_{syn} 是耦合强度。在本章中，我们设置：$\tau_{rise}=0.01$ms，$V_{syn}=40$mV，它保证神经元之间是兴奋的耦合。I,τ_{decay} 和 g_{syn} 用作控制参数。

在单个的 FS 神经元中，当参数 I 改变时，FS 神经元的周期解在 $I\approx0.35$ 经由鞍结分岔出现。随着 I 的继续增加，极限环在 $I\approx127.4$ 由超临界的 Hopf 分岔消失（见图 5.12(a)）。由此可见 FS 神经元是第一类可兴奋神经元，对应的 F-I 曲线如图 5.12(b)，它表明了神经元的发放频率随着外刺激电流连续的增加。

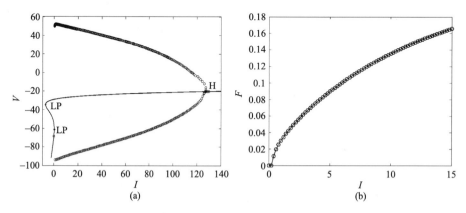

图 5.12　(a)单个 FS 神经元的平衡点关于参数 I 的分岔图；(b)神经元的发放频率随着参数 I 的变化趋势（F-I 曲线）

具有兴奋性化学突触耦合的两 FS 神经元由下面的动力系统描述：

$$\begin{cases} C\dfrac{\mathrm{d}V_{1,2}}{\mathrm{d}t} = g_{Na}m_{1,2}^3 h_{1,2}(V_{Na}-V_{1,2}) + g_K n_{1,2}^2(V_K-V_{1,2}) \\ \qquad\qquad + g_L(V_L-V_{1,2}) + I + g_{syn}r_{1,2}(t-\tau)(V_{syn}-V_{1,2}), \\ \dfrac{\mathrm{d}x_{1,2}}{\mathrm{d}t} = \dfrac{x_\infty - x_{1,2}}{\tau_x(V_{1,2})} \quad (x=m,h,n), \\ \dfrac{\mathrm{d}r_{1,2}}{\mathrm{d}t} = \alpha T(1-r_{1,2}) - \beta r_{1,2}, \end{cases} \qquad (5.7)$$

这里 $T=\dfrac{1}{1+\exp(-V_{2,1})}$，指标 1（或 2）代表神经元 1（或 2），$\tau$ 是突触传递的时滞。

5.4.2　无时滞的兴奋性化学突触耦合神经元的同步

为了研究耦合神经元的分岔动力，我们采用如下类似 Poincareé 截面的方法，即无论何时膜电位 $V_i(i=1,2)$ 的斜率改变符号，我们记录 $V_i(i=1,2)$ 的值，这实际上相当于记录 V_i 的极大值，这种方法也能捕捉动力系统的主要特性。类似于传统的方法,无时滞耦合神经元的同步由误差系统的 Lyapunov 指数来判断。

首先研究无时滞时耦合 FS 神经元同步动力的稳定性(即 $\tau=0$),为此,我们设置向量 $\boldsymbol{X}_i=(V_i,m_i,h_i,n_i,r_i)^{\mathrm{T}}$,于是系统(5.7)能重新写为

$$\dot{\boldsymbol{X}}_i = \boldsymbol{F}(\boldsymbol{X}_i) + \boldsymbol{H}(\boldsymbol{X}_i,\boldsymbol{X}_j), \tag{5.8}$$

这里

$$\boldsymbol{F}(\boldsymbol{X}) = \Big(g_{\mathrm{Na}}m^3 h(V_{\mathrm{Na}}-V) + g_{\mathrm{K}}n^2(V_{\mathrm{K}}-V) + g_{\mathrm{L}}(V_{\mathrm{L}}-V) + I + g_{\mathrm{syn}}r(V_{\mathrm{syn}}-V),$$
$$\frac{m_\infty - m}{\tau_m(V)}, \frac{h_\infty - h}{\tau_h(V)}, \frac{n_\infty - n}{\tau_n(V)}, -\beta r \Big)^{\mathrm{T}},$$
$$\boldsymbol{H}(\boldsymbol{X}_i,\boldsymbol{X}_j) = (0,0,0,0,\alpha(1+\exp(-V_j))^{-1}(1-r_i))^{\mathrm{T}}.$$

我们引入相截向量 $\boldsymbol{X}_\perp=\boldsymbol{X}_2-\boldsymbol{X}_1$,而后线性化系统(5.7)得到

$$\dot{\boldsymbol{X}}_\perp = \mathrm{D}_X\boldsymbol{F}(X)\boldsymbol{X}_\perp + \mathrm{D}\boldsymbol{H}(X)\boldsymbol{X}_\perp, \tag{5.9}$$

这里 $\mathrm{D}_X\boldsymbol{F}(X)$ 是 $\boldsymbol{F}(X)$ 在同步状态 X 处的 Jacobi 矩阵,且

$$\mathrm{D}\boldsymbol{H}(X) = \begin{pmatrix} 0 & 0 & 0 & 0 & 0 \\ 0 & 0 & 0 & 0 & 0 \\ 0 & 0 & 0 & 0 & 0 \\ 0 & 0 & 0 & 0 & 0 \\ -\dfrac{\alpha}{(1+\exp(-V))^2(1-r)\exp(-V)} & 0 & 0 & 0 & -\dfrac{\alpha}{(1+\exp(-V))} \end{pmatrix}.$$

耦合神经元的同步稳定性是与系统(5.9)的最大 Lyapunov 指数是相关的。如果系统(5.9)的最大 Lyapunov 指数是负的,那么同步状态是稳定的。下面主要研究耦合强度 g_{syn} 和突触衰减时间常数 τ_{decay} 的变化对耦合神经元同步的作用。为此先固定 $I=4$ 和 $g_{\mathrm{syn}}=1.53$,图 5.13(a)表明了耦合神经元的分岔结构随着 τ_{decay} 的变化趋势,而图 5.13(b)给出了误差系统的最大 Lyapunov 指数的变化。可以清楚地看到,随着 τ_{decay} 的增加,耦合神经元的发放呈现非常丰富的模式,其中包括各种周期和混沌的发放。与此同时,从图 5.13(b)我们看到在某些 τ_{decay} 的范围内,最大 Lyapunov 指数是负的,这意味着耦合神经元达到了同步。而在一些参数范围内,最大 Lyapunov 指数是正值,这表明耦合神经元没有达到完全同步。为了更清楚地观察同步行为,我们分别取 $\tau_{\mathrm{decay}}=5.5,6.25,7.5$ 和 5.25,对应的数值模拟在图 5.14 表明,清楚地展示了各种发放的同步和非同步模式。

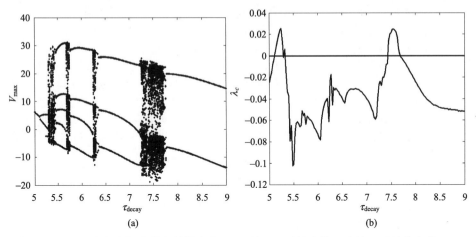

(a)　　　　　　　　　　　　　　　　　(b)

图 5.13　（a）具有兴奋性化学突触耦合的两 FS 神经元系统中第一个神经元随着参数 τ_{decay}

变化的分岔图；（b）最大 Lyapunov 指数随着参数 τ_{decay} 的变化趋势

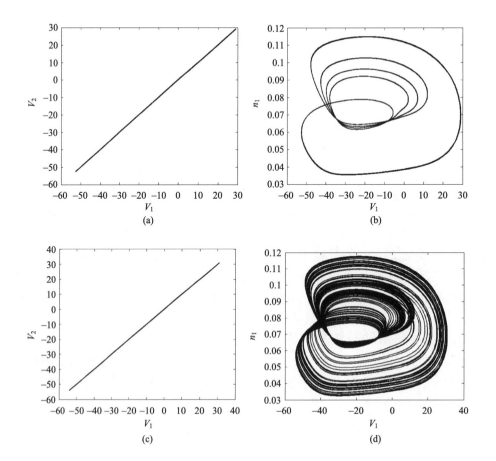

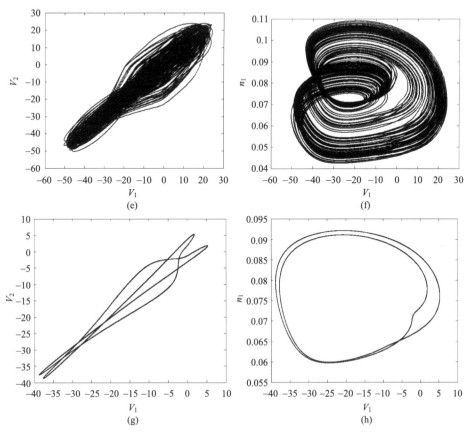

图 5.14 在不同的 τ_{decay} 下,具有时滞的兴奋性化学突触耦合的两 FS 神经元在 (V_1, V_2) 平面上的相图和第一个神经元的吸引子:(a)和(b)突触衰减常数 $\tau_{\text{decay}}=5.5$,周期 5 同步;(c)和(d)突触衰减常数 $\tau_{\text{decay}}=6.25$,混沌同步;(e)和(f)突触衰减常数 $\tau_{\text{decay}}=7.45$,混沌不同步;(g)和(h)突触衰减常数 $\tau_{\text{decay}}=5.25$,周期 2 不同步

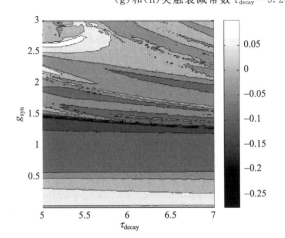

图 5.15 具有时滞的兴奋性化学突触耦合的两 FS 神经元在两参数平面 $(\tau_{\text{decay}}, g_{\text{syn}})$ 上,最大 Lyapunov 指数的强度变化

作为一个更全面的研究,在参数平面(τ_{decay}, g_{syn})上,我们计算了最大 Lya-punov 指数的变化情况。数值的结果如图 5.15 表明,在某些区域范围内,最大 Lyapunov 指数是负的,这意味兴奋性化学耦合神经元之间完全同步的发生。

5.4.3   时滞诱导的耦合神经元的在相和反相同步之间的转迁

这里将研究突触时滞对兴奋性耦合神经元同步的作用。我们取定 $I=4, \tau_{decay}=6.26, g_{syn}=1.53$,研究时滞 τ 对耦合神经元运动模式的作用。图 5.16 表明了数值模拟的结果,可以清楚地看到,随着突触时滞的增加,耦合神经元呈现了丰富的电活动模式,其中包括周期和混沌的模式。更值得注意的是,耦合神经元的分岔图上出现了两个同一周期发放模式的转迁过程,具体转迁模式可以分类如下:

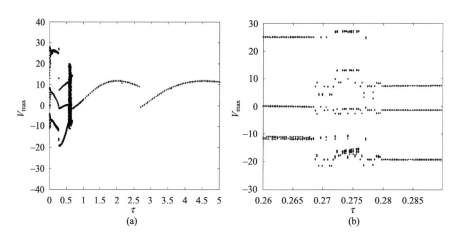

图 5.16   (a)具有时滞的兴奋性化学突触耦合的两 FS 神经元系统中第一个神经元随着时滞参数 τ 变化的分岔图;(b)图(a)的一个局部放大

(A)耦合神经元从在相周期 3 到反相周期 3 的运动模式转迁,从图 5.16 可以看到这个转迁过程是经由中间的一些复杂的运动模式而完成的,我们称这个转迁过程为连续的转迁。分别取时滞 $\tau=0.265, 0.27, 0.275$ 和 0.28,图 5.17 表明了对应的数值模拟,可以清楚地理解这个从在相到反相同步连续的转迁过程。

(B)耦合神经元从周期 1 的反相转迁到周期 1 的在相同步,从分岔图 5.16 看到,这个转迁过程没有任何中间过程的出现而是经过一个突然的跃迁而完成的,这个转迁过程我们称为突跃转迁。分别取时滞参数 $\tau=2.65$ 和 2.7,图 5.18 表明了这个转迁过程。

　　此外我们现从周期 3 的反相同步到周期 1 的反相同步的转迁过程是一个更加复杂的过渡,出现了一些混沌和周期的非同步中间转迁过程。从图 5.16,可以看出这个复杂的转迁趋势。

　　对于其他的一些参数组合,我们同样地能发现这些复杂的同步转迁过程。我们取 $I=4$,$\tau_{\text{decay}}=5.5$,$g_{\text{syn}}=1.53$,图 5.19 表明了耦合的第一个神经元的分岔图。可以同样地看到有一个从周期 1 反相到周期 1 在相同步的突跃转迁过程。我们还可以看到有一个从周期 3 到周期 1 的转迁过程,数值的研究表明这也是一个从周期 3 反相同步到周期 1 反相同步的转迁。而且对分岔图局部放大可以发现其过渡过程也是有一些中间的复杂行为出现。还有在周期 1 反相同步中间出现了混沌非同步的情况。总之,时滞使兴奋性化学耦合的 FS 神经元的同步行为表现的更加复杂。这些研究为我们更好地理解耦合神经元不同同步状态的转迁是一个重要的理论指导。

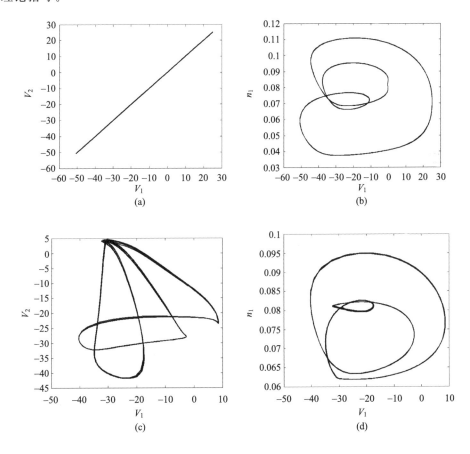

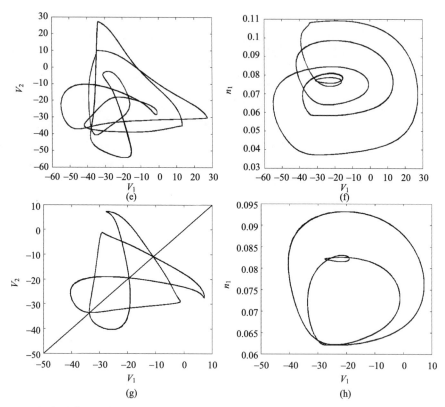

图 5.17　具有时滞的兴奋性化学突触耦合的两 FS 神经元周期 3 的在相和反相同步的转迁,在不同的 τ 下,两耦合 FS 神经元在 (V_1, V_2) 平面上的相图和第一个神经元的吸引子:(a)和(b)时滞 $\tau=0.265$,周期 3 在相同步;(c)和(d)时滞 $\tau=0.27$,中间过渡过程;(e)和(f)时滞 $\tau=0.275$,中间过渡过程;(g)和(h)时滞 $\tau=0.28$,反相同步

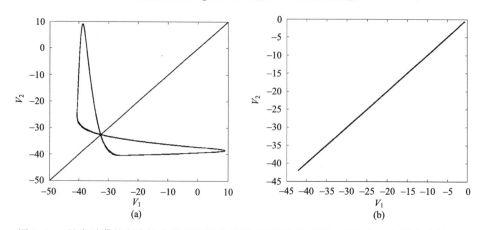

图 5.18　具有时滞的兴奋性化学突触耦合的两 FS 神经元周期 1 反相和在相同步的转迁:(a)时滞 $\tau=2.65$,反相的周期 1;(b)时滞 $\tau=2.7$,在相的周期 1

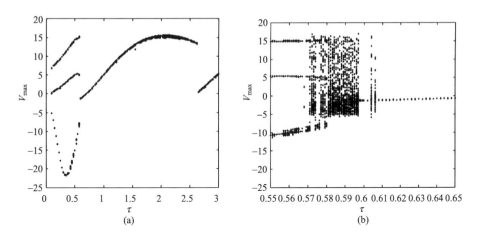

图 5.19　(a)具有时滞的兴奋性化学突触耦合的两 FS 神经元系统中第一个神经元随着时滞参数 τ 变化的分岔图；(b)图(a)的一个局部放大

5.5　小　　结

由于时滞在神经元系统中的普遍存在性,所以时滞对神经元的影响应该值得深入研究。本章利用数值模拟的方法,分别研究了时滞对电突触和化学突触耦合神经元同步的作用。对于电突触耦合的神经元,在有效时滞的作用下,耦合神经元的同步能被提高,而且神经元在同步期间由原来的混沌模式变为周期的发放。神经元的同步仅仅能在中等的时滞范围内提高,在大和小的时滞范围内同步,同步不能被有效地提高,这看起来是符合生理意义的。

生理的研究表明某些疾病是由于太多的神经元同步所造成的,因此,寻求控制神经元同步的方法是非常必要的,本章的研究表明即使简单的线性时滞耦合,神经元的同步行为仍可以得到有效地控制。与此同时,也发现了时滞可以诱导神经元反相的同步运动。这表明时滞在各种同步的转迁中占有非常重要的作用。

由于抑制性化学突触在神经元中是普遍存在的,本章研究了具有抑制性化学突触耦合神经元的同步行为。研究表明无时滞的抑制性化学耦合使得混沌的神经元达到了周期的离相簇同步行为。然而在有效的时滞范围内,神经元的在相同步能极大地增加,而且随着耦合强度的增加,时滞增加同步和规则化的窗口的范围也随之增大。

兴奋性化学突触也是神经元系统中一个信息传递的重要工具。这里研究了一对具有兴奋性化学突触耦合的 FS 神经元的同步,结果表明在合适的参数组合下,兴奋性化学耦合的 FS 神经元能达到各种发放模式的同步。然而,如果考虑突触传递时滞,发现突触时滞诱发了由在相同步向反相同步转迁的一些不同的转迁过程。

　　总之,时滞在神经元系统中作为一种重要的影响电活动的动力学因素,可在神经元同步中引起各种复杂的行为。这样,可以借助于时滞诱发的复杂性来理解神经元各种同步模式出现的动力学机制。

第六章　单向耦合混沌神经元的自适应滞后同步

6.1　引　　言

根据 Darwin(达尔文)自然选择学说,生物只有适应环境才能生存,也就是说,自然界中的每种生物对环境都有一定的适应性。生物通过自适应的功能来调节其行为以便处理各种内部和外部的信息。同步也是生物自适应的一种表现形式,例如萤火虫的聚类闪光和蟋蟀的集体合叫声,都体现了自然界中生物自适应的本能。从动力学的角度去研究生物的自适应现象是一个非常热门的领域,学者们已经取得了一些卓越的研究成果。

在现实的物理和生物系统中,由于信息传递是以有限速度进行的,因此在信息传递过程中,时滞是不可避免的。时滞使得动力系统中出现了丰富的动力行为,例如在激光系统中,时滞诱导的滞后同步;在神经元系统里,时滞能增加耦合神经元的同步,时滞还能诱导极限环消失等现象。总之,时滞的出现为当今非线性动力学的研究领域开辟了一个全新的领域。

黄德斌等基于动力系统的 Lasalle 不变性原理,提出了一个自适应同步法。他利用著名的 HR 神经元模型测试了其同步法的有效性和对噪声的鲁棒性。他的猜想是神经元可能是依靠这种自适应的方法来达到同步的功能以适应环境的变化。

在本章的研究中,同样地基于动力系统的 Lasalle 不变性原理,并且考虑到信息传替的滞后性,提出了一种自适应滞后同步法。从动力系统的角度,给出自适应滞后同步法的理论分析。利用 HR 神经元模型进行了数值分析,数值的结果与理论是非常的一致,与此同时研究了这种自适应滞后同步法对参数小的不匹配的鲁棒性。

6.2　自适应滞后同步理论

6.2.1　Lasalle 不变性原理

Lasalle 不变原理是研究微分方程解的渐近行为的一个重要工具,它实际上是 Lyapunov 稳定性的理论的一个推广。这个理论首先由 Lasalle[172] 在有限维的自治微分方程的基础上提出的,后来由 Hale[173] 成功地推广到了无穷维的微分动力系统上。这里我们简单回顾一下一般的 Lasalle 不变性原理。考虑下面的微分自治系统：

$$\dot{x} = f(x), \tag{6.1}$$

这里 $x=(x_1,x_2,\cdots,x_n)\in\mathbb{R}^n$，$f(x)=(f_1(x),f_2(x),\cdots,f_n(x))$ 是一个向量函数。

定理 6.1 令 $V:\mathbb{R}^n\rightarrow\mathbb{R}^+$，$f:\mathbb{R}^n\rightarrow\mathbb{R}^n$ 是一个 C^1 连续的函数，且令 $L>0$ 是一个使得集合 $\Omega_L=\{x\in\mathbb{R}^n:V(x)<L\}$ 有界的常数。假设对每个 $x\in\Omega_L$，$\dot{V}(x)\leqslant 0$ 且定义 $E:=\{x\in\Omega_L:\dot{V}(x)=0\}$。令 B 是包含在集合 E 中的最大不变集，那么对于系统(6.1)的每个开始于 Ω_L 的解，当 $t\rightarrow+\infty$ 都收敛于 B。

这个定理得一个全局的形式可以叙述如下：

定理 6.2 令 $V:\mathbb{R}^n\rightarrow\mathbb{R}^+$，$f:\mathbb{R}^n\rightarrow\mathbb{R}^n$ 是一个 C^1 连续的函数。假设对每个 $x\in\mathbb{R}^n$，$\dot{V}(x)\leqslant 0$ 且定义 $E:=\{x\in\mathbb{R}^n:\dot{V}(x)=0\}$。令 B 是包含在集合 E 中的最大不变集，那么对于系统(6.1)的每一个有界解，当 $t\rightarrow+\infty$ 时都收敛于 B。

6.2.2 自适应滞后同步的理论分析

在这一节，基于著名的 Lasalle 不变性原理，给出具有时滞反馈单向耦合的两个混沌系统达到自适应滞后同步的一般理论。考虑一个驱动的动力系统如下：

$$\dot{x} = f(x), \tag{6.2}$$

$x=(x_1,x_2,\cdots,x_n)\in\mathbb{R}^n$，$f(x)=(f_1(x),f_2(x),\cdots,f_n(x))$ 是一个非线性的向量函数。令 $\Omega\in\mathbb{R}^n$ 是系统(6.2)的一个全局吸引的有界集。对于向量函数 $f(x)$，我们做如下的假设：

$$\|f_i(x)-f_i(y)\|\leqslant l\|x_j-y_j\|, \quad i,j=1,2,\cdots,n \tag{6.3}$$

对任意的 $x,y\in\Omega$ 都成立。这个条件可以称作是一致 Lipschitz 条件，且 $l>0$ 称作是一致 Lipschitz 常数。

注 (1) 上面的 Lipschitz 条件是较弱的。实际上只要 $\dfrac{\partial f_i}{\partial x_j}(i,j=1,2,\cdots,n)$ 是有界的，那么条件(6.3)就一定成立。

(2) 大多数的模型，如 Lorenz 模型、Hindmarsh-Rose(HR)，Chay 和 Morris-Lecar 神经元模型都满足条件(6.3)。

具有时滞反馈的单向耦合的响应系统为

$$\dot{y} = f(y) + \boldsymbol{K}(x(t-\tau) - y), \tag{6.4}$$

这里 y 是响应状态，τ 是滞后的时间，$\boldsymbol{K}$ 是反馈的强度(或称耦合强度)。我们记 $\boldsymbol{K}(x(t-\tau)-y)$ 为

$$\boldsymbol{K}(x(t-\tau) - y) = -(K_1 e_1^{\tau}, \cdots, K_n e_n^{\tau}), \tag{6.5}$$

这里 $e_i^{\tau}=y_i-x_i(t-\tau)(i=1,2,\cdots,n)$。不同于一般的线性反馈，这里反馈强度 $\boldsymbol{K}$

$=(K_1,K_2,\cdots,K_n)$ 将按照下面的法则适时地更新:

$$\dot{K}_i = \gamma_i(e_i^\tau)^2, \quad i=1,2,\cdots,n, \tag{6.6}$$

这里 $\gamma_i > 0$ 是一个正常数。

因为 $e_i^\tau = y_i - x_i(t-\tau)(i=1,2,\cdots,n)$,所以可以得到下面的误差系统:

$$\dot{e}_i^\tau = f_i(y) - f_i(x(t-\tau)) - K_i e_i^\tau, \quad i=1,2,\cdots,n \tag{6.7}$$

定理 6.3 令集合 $E = \{(e^\tau,\boldsymbol{K}) \in \mathbb{R}^{2n} : e^\tau = 0, \boldsymbol{K} = \boldsymbol{K}_0 \in \mathbb{R}^n\}$ 是对于系统(6.6)和 (6.7)包含在 $\dot{V}(t)=0$ 中的最大不变集,那么对于系统(6.6)和(6.7)开始于任何初始值的轨道渐近地收敛于 E,也就是当 $t \to +\infty$ 时,$y \to x(t-\tau)$,$\boldsymbol{K} \to \boldsymbol{K}_0$,这里 $V(t)$ 是一个 Lyapunov 函数。

证明 对于由系统(6.6)和(6.7)组成的 $2n$ 维的微分方程组,我们构造 Lyapunov 函数如下:

$$V(t) = \frac{1}{2}\sum_{i=1}^n (e_i^\tau)^2 + \frac{1}{2}\sum_{i=1}^n \frac{1}{\gamma_1}(K_i+L)^2, \tag{6.8}$$

这里 L 是一个常数且 $L < -l$。

沿着系统(6.6)和(6.7)的轨道,微分函数 V,可以得到

$$
\begin{aligned}
\dot{V}(t) &= \sum_{i=1}^n e_i^\tau \dot{e}_i^\tau + \sum_{i=1}^n \frac{1}{\gamma_i}(K_i+L)\dot{K}_i \\
&= \sum_{i=1}^n e_i^\tau(\dot{y}_i - \dot{x}_i(t-\tau)) + \sum_{i=1}^n (K_i+L)(e_i^\tau)^2 \\
&= \sum_{i=1}^n e_i^\tau(f_i(y) - f_i(x(t-\tau)) - K_i e_i^\tau) + \sum_{i=1}^n (K_i+L)(e_i^\tau)^2 \\
&\leqslant (l+L)\sum_{i=1}^n (e_i^\tau)^2 \leqslant 0.
\end{aligned}
\tag{6.9}
$$

可以明显地看到 $\dot{V}(t)=0$ 的充分必要条件是 $e_i^\tau=0(i=1,2,\cdots,n)$,即对于系统 (6.6)和(6.7)而言,集合 $E=\{(e^\tau,\boldsymbol{K}) \in \mathbb{R}^{2n} : e^\tau=0, \boldsymbol{K}=\boldsymbol{K}_0 \in \mathbb{R}^n\}$ 是包含在 $\dot{V}(t)=0$ 里的最大不变集。因此,根据 Lasalle 不变性原理,可以得到,对于系统(6.6)和 (6.7),开始于任何初始位置的轨道渐近地趋于集合 E,即当 $t \to +\infty$ 时,$y=x(t-\tau)$,$K=K_0$。

我们注意到恒等的同步状态 $y(t)=x(t)$ 是响应系统当 $K=K_0$ 对于 $\tau=0$ 的一个解。这个结果是一致于在文献[108]中提出的自适应的完全同步。然而,当时间转移 $\tau>0$ 时,取得自适应的滞后同步。因此,这里提出的同步方案是比文献[108]中提出的方案更具有一般性。

对于本章建议的同步方案,进一步作如下的评注。从适应的机制来看,为了达

到同步,可变的反馈强度将自动地适应到一个合适的耦合强度 K_0。这个 K_0 是依赖于系统的初始状态、时滞 τ 和反馈强度的增加率 γ_i,它不同于一般的线性反馈。我们知道在一般的线性反馈方案中,无论初始值从什么位置开始,达到同步时耦合强度是固定的,因而是最大的,这事实上显得有些浪费。然而在我们建议的同步方案中,我们可以通过减少耦合强度的收敛率 γ_i 或者调整时滞 τ 来获得较小的收敛的反馈强度,因此这种方法在实际中是合适而且可行的。

然而在实际的理论研究中,选择哪一个变量作为优化的耦合信号是困难的且不存在一个共同遵循的标准。基于上面的一些理论分析,一般来说,如果通过线性耦合一个变量能使两个系统当耦合强度超过某个临界值时能达到同步,那么在本章建议的同步方案中,这个变量的耦合一定能达到自适应滞后同步。不过,在多数的情况下,可以通过计算条件 Lyapunov 指数或者试错法来确定哪个变量耦合能作为最优的耦合方式。下面我们把上面发展的理论应用到耦合神经元同步的研究中来证实理论分析的正确性。

6.3 耦合神经元系统的自适应滞后同步

6.3.1 模型的描述

作为一个生物的应用,我们用 HR 神经元模型来研究耦合神经元的自适应滞后同步。HR 神经元模型的动力行为在第三章已经作了简单的介绍,这里我们把 HR 神经元模型作为驱动系统,其动力行为由下面微分方程组给出:

$$\dot{x}_1 = x_2 - ax_1^3 + bx_1^2 - x_3 + I, \tag{6.10}$$

$$\dot{x}_2 = c - dx_1^2 - x_2, \tag{6.11}$$

$$\dot{x}_3 = r[s(x_1 - X_0) - x_3], \tag{6.12}$$

这里的变量的生物解释和对应的参数设置与前面章节相同。

对应的响应系统由下面微分系统来控制:

$$\dot{y}_1 = y_2 - ay_1^3 + by_1^2 - y_3 + I + K_1 e_1^\tau, \tag{6.13}$$

$$\dot{y}_2 = c - dy_1^2 - y_2 + K_2 e_2^\tau, \tag{6.14}$$

$$\dot{y}_3 = r[s(y_1 - X_0) - y_3] + K_3 e_3^\tau, \tag{6.15}$$

$K_i(i=1,2,3)$ 由更新法则(6.6)给出。为了讨论通过电突触耦合的神经元的自适应滞后同步,我们令 $\gamma_2 = \gamma_3 = 0$,这意味着神经元完全由时滞反馈的电突触来作用的。这里研究在耦合混沌神经元之间的自适应滞后同步,我们取外刺激电流 $I = 3.2$,这时如图 3.13 所示,单个的 HR 神经元呈现混沌的放电活动。

6.3.2 耦合 HR 神经元自适应滞后同步的数值模拟

首先我们设置反馈强度的收敛率 $\gamma_1 = 0.1$,初始位置为 $(-1.5122, -10.5295,$ $1.1827, -1.4122, -9.5295, 1.1727, 0.01)$,反馈时滞为 $\tau = 2$。如图 6.1 所示,数值计算结果表明了两耦合神经元膜电位和反馈强度的时间历程。图 6.1(a) 是已经消除了足够长的暂态而达到最后稳定状态时两个神经元膜电位的时间历程。我们清楚地看到两个单向耦合的混沌神经元自适应地达到了滞后同步,且它的反馈

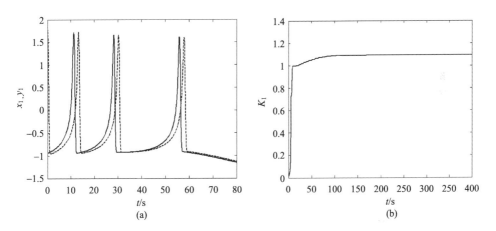

图 6.1 (a) 两个单向耦合的混沌 HR 神经元系统中,驱动系统和响应系统的时间历程,实线是驱动时序,虚线是响应的时序;(b) 突触耦合强度 K_1 的时间历程图,时滞 $\tau = 2$

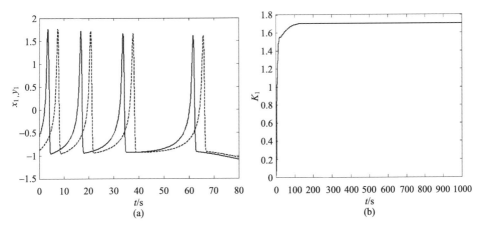

图 6.2 (a) 两个单向耦合的混沌 HR 神经元系统中,驱动系统和响应系统的时间历程,实线是驱动时序,虚线是响应的时序;(b) 突触耦合强度 K_1 的时间历程图,时滞 $\tau = 4$

强度 K_1 渐近地收敛到了一个固定值 $K_1 \approx 1.094$。与此同时,我们知道驱动系统和响应系统之间的滞后时间恰好等于从驱动到响应信号波动的时间。对于其他的一些时滞(这个时滞小于最小的峰峰间期),也进行了数值计算并且表明了相同的结果,如图 6.2 所示,显示了当时滞 $\tau = 4$ 时数值模拟结果。总之,理论分析和数值结果有很好的一致性。

6.3.3　时滞对神经元自适应滞后同步收敛强度的作用

然而我们想知道,在上面提出的耦合同步方案中,当神经元达到滞后同步时,时滞对收敛的耦合强度是否有一定影响。为了研究这个问题,我们数值计算收敛的耦合强度 K_1 随时滞 τ 变化的曲线。为了方便起见,这个曲线我们今后称为滞后同步曲线(LSC)。下面我们固定 $\gamma_1 = 0.1$,分别取两个不同的参数 $I = 3.2$ 和 $I = 3.0$ 进行数值计算。数值结果如图 6.3 表明,我们可以清楚地看到收敛的耦合强度 K_1 随着时滞 τ 的变化趋势不是单调的趋势,而是呈现很好的"U"形结构。这种"U"形结构非常相似于正弦信号激励的共振子的临界幅值曲线[154]。

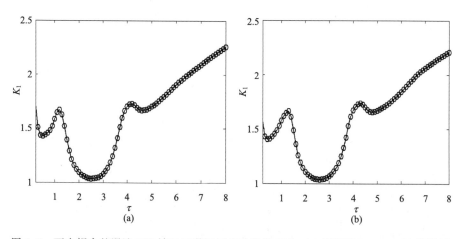

图 6.3　两个耦合的混沌 HR 神经元滞后同步曲线的变化:(a)外激励 $I = 3.2$;(b)外激励 $I = 3$,初始位置设置为 $(-1.5122, -10.5295, 1.1827, -1.4122, -9.5295, 1.1727, 0.01)$

6.3.4　耦合强度的收敛率对滞后同步曲线的作用

耦合强度的收敛率是表征反馈强度收敛快慢的一个量。在这一小节中,研究耦合强度的收敛率对滞后同步曲线的作用。为此,固定外激励参数 $I = 3.2$,初始状态设置如上。图 6.4(a)和图 6.4(b)分别表明了当收敛率 $\gamma_1 = 0.05$ 和 $\gamma_1 = 0.5$ 时滞后同步曲线随着时滞 τ 的变化曲线图。我们比较图 6.3 和图 6.4,可以明显地发现随着收敛率的减小,滞后同步曲线呈现更复杂的结构,在滞后同步曲线上出现了更多的"U"形结构。总之从数值模拟的结果来分析,随着反馈强度收敛率的减小,滞后同步曲线变得更复杂且有更多的"U"形结构位于这个曲线上,这些"U"字形大小分布及位置没有一定的规律可循。从图 6.5 上,我们可以更清楚地观察这种变化趋势。

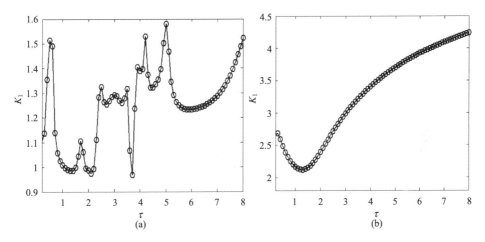

图 6.4 两个耦合的混沌 HR 神经元滞后同步曲线的变化:(a)收敛率 $\gamma_1 = 0.05$;(b)收敛率 $\gamma_1 = 0.5$,初始位置设置为$(-1.5122, -10.5295, 1.1827, -1.4122, -9.5295, 1.1727, 0.01)$

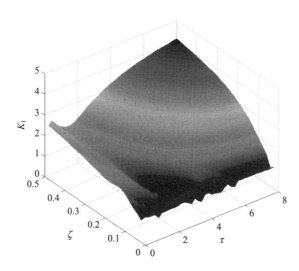

图 6.5 在三维空间(γ_1, τ, K_1)中,耦合的混沌 HR 神经元滞后同步曲线的变化图

基于上面的数值分析,可以得出结论:由于滞后同步曲线呈现"U"形结构,因此在某些有效的时滞处,耦合的 HR 神经元系统能利用较小的耦合强度达到自适

应滞后同步,进一步表明时滞在神经元同步过程中能起到优化的作用。从数值模拟的结果,可以进一步观察到减小反馈强度的收敛率 γ_1 也能使对应的收敛反馈强度 K_1 降低。然而注意到在小收敛率的情况下,达到滞后同步的稳态时所花费的时间是较大的。取收敛率 $\gamma_1=0.05$ 和时滞 $\tau=2$,数值模拟的结果如图 6.6 所示。比较图 6.1 和图 6.6,明显地看到,收敛率 $\gamma_1=0.1$ 所对应的收敛反馈强度 $K_1\approx$ 1.094,它大于收敛率 $\gamma_1=0.05$ 所对应的收敛反馈强度 $K_1\approx0.9896$;而对应的收敛时间分别是 $t=170s$ 和 $t=1115s$。因此,如果有足够的时间等待,我们可以选择适当小的收敛率 γ_1 来避免收敛强度的浪费。

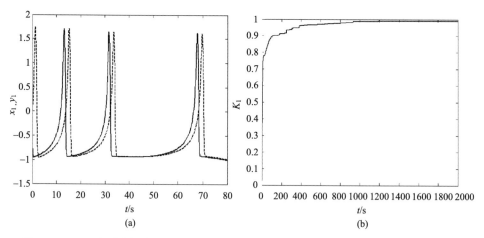

图 6.6　(a)两个单向耦合的混沌 HR 神经元系统中,驱动系统和响应系统的时间历程,
实线是驱动时序,虚线是响应的时序;(b)突触耦合强度 K_1 的时间历程图,时滞 $\tau=2$

6.4　滞后同步对耦合系统参数小的不匹配的鲁棒性

这一部分,我们将研究参数不匹配对耦合神经元滞后同步的影响。为此,选取驱动和响应系统的不匹配参数分别为 $I=3.2$ 和 $I=3.15$,这意味着两个神经元是非全同的。图 6.7(a)和图 6.7(b)分别表明了两耦合神经元膜电位和反馈强度的时间历程。由于两个神经元的非全同性,完美的滞后同步是不可能达到的。从模拟的结果,很清楚地看到两个神经元达到了近似的滞后同步。而且反馈强度 K_1 近似地收敛到了 $K_1=1.28$,这表明两个神经元的自适应滞后同步对参数小的不匹配具有强的鲁棒性。

最后,我们研究参数不匹配对滞后同步曲线的影响。不匹配参数如上所设,在消除足够长的暂态之后,数值的结果如图 6.8 表明,对应的“U”形结构仍然能保持。因此,滞后同步曲线对参数小的不匹配也具有强的鲁棒性。

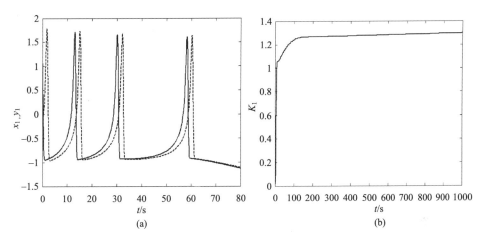

图 6.7 (a)两个耦合的混沌 HR 神经元系统中,驱动系统和响应系统的时间历程,实线是驱动时序,虚线是响应的时序;(b)突触耦合强度 K_1 的时间历程图,时滞 $\tau = 2$

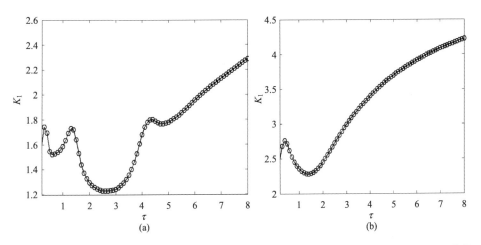

图 6.8 两个耦合的混沌 HR 神经元系统中,滞后同步曲线的变化:(a)收敛率 $\gamma_1 = 0.1$;(b)收敛率 $\gamma_1 = 0.5$,初始位置设置为 $(-1.5122, -10.5295, 1.1827, -1.4122, -9.5295, 1.1727, 0.01)$

6.5 小 结

由于时滞在神经系统的普遍存在性,本章基于著名的 Lasalle 不变原理提出了一个具有时滞反馈系统的自适应滞后同步方案,这个滞后同步方案是更具有一般性。它的同步收敛强度不仅依赖于初始位置,而且依赖于系统的反馈时滞和反馈强度的收敛率,即时滞和反馈强度的收敛率互相协调能有效地降低达到同步时所需的耦合强度。

　　作为一个数值的例子,利用 HR 神经元模型进行了相应的数值仿真,结果证实了理论的正确性。而且更重要的是,发现滞后同步曲线呈现非常好的“U”形结构。这种“U”形结构是强依赖于耦合强度的收敛率。随着耦合强度的收敛率的减少,同步滞后曲线呈现更复杂的“U”形结构,即曲线上出现了更多的“U”字形。最后研究了提出的滞后同步方案和所观察到“U”形结构对于参数小的不匹配具有强的鲁棒性。然而这里需要提到的是,在 HR 神经元系统中得到的“U”形结构所产生的机制是不清楚的,这值得我们进一步从理论上加以研究。

　　对修改的 ML 神经元也作了相应的数值研究,发现了与 HR 神经元相类似的结果。但是对于经典的 Lorenz 系统,模拟的过程中没有发现“U”形结构。因此,这种“U”形结构可能是像神经元这样的多尺度系统才能呈现的特有结构。

第七章　随机因素对耦合神经元同步的影响

7.1　引　　言

现在,非线性系统中的两大现象——同步和噪声影响引起了自然科学和工程学中学者们的研究兴趣。自从 1990 年 Pecora 和 Carroll 发现了混沌系统的同步以来,混沌系统的完全同步得到了国内外学者的重视,对其研究主要集中在两大方面,即构造各种耦合方案来实现完全同步和寻找完全同步的判断条件。事实上,这些研究也逐步扩展到了神经科学领域。单个的神经元具有丰富的放电节律模式,生物信息主要通过这些放电节律模式进行编码,而在整个神经系统中,信息的传递需要通过多个神经元。耦合的神经元系统为了处理生物信息会同步放电,这样的同步现象是什么因素引起的? 这一问题可以用锁相和混沌同步的理论加以解决。

传统的观念认为噪声会影响信息传递的精确性,而实际上噪声对于可兴奋性细胞的信息传送和探测具有一定的积极作用。近年来,噪声作为一种重要的动力学因素,得到了国内外学者的深入研究。噪声对非线性系统的积极影响主要体现在随机共振和随机自共振现象的出现。随机共振是指非线性系统在弱噪声和外界周期信号的共同作用下,系统输出信号的功率谱在周期信号对应的频率处出现一个峰值;而随机自共振是在没有外界信号的激励,只有噪声的作用下,系统也能产生随机共振的现象,即系统的输出信号功率谱的峰值在某一噪声强度下达到最大值。随机自共振现象主要是在可兴奋系统中出现。

噪声不仅对单个的非线性系统具有积极的影响,它对耦合非线性系统的同步同样具有正面的作用。实际上,噪声会以不同的方式来影响同步,其中包括噪声诱导同步和噪声增强同步。没有耦合作用,但是受到相同噪声刺激的两个全同的系统,当噪声强度足够大时会达到完全同步;同样,弱耦合的两个全同的非线性系统如果受到相同的噪声刺激,当噪声强度达到一定值时也会获得完全同步。

由第二章可知,神经系统中存在有两种信息传递的方式,即电突触传递和化学突触传递。由于电突触传递具有速度快、精度高的特征,通常会使得神经元实现同步放电。这一章我们主要考虑神经元经电突触耦合作用下的同步现象以及噪声对同步的重要作用,应用理论分析和数值模拟的方法进行研究。

7.2 噪声对耦合神经元完全同步的影响

在神经系统中,噪声起因于很多不同的来源,包括系统内部参数的涨落以及外界环境的变化,例如细胞离子通道打开和关闭的随机性、化学突触随机地释放神经递质以及来源于其他神经元的随机突触输入电流等。对猫的视觉皮层细胞进行在体实验结果表明,同步是视觉层信息整合的主要因素,而突触输入是相邻细胞同步的最有可能的机制。大量的相互独立的兴奋性和抑制性突触电流的综合通常近似Gauss 分布,因此本节主要研究 Gauss 白噪声对神经元耦合系统完全同步的影响。

7.2.1 电突触耦合神经元的完全同步

具有外界直流电输入的 Hindmarsh-Rose(HR)神经元模型由下式给出:

$$\dot{x} = y - ax^3 + bx^2 - z + I,$$
$$\dot{y} = c - dx^2 - y,$$
$$\dot{z} = r[s(x - \chi) - z].$$

此模型起初主要用来模拟真实神经元的簇放电类型,之后作为神经元放电模式的数学模拟得到了广泛的研究,此模型可以模拟真实神经元中的峰放电、簇放电以及混沌的放电模式。在本章的数值模拟中,我们令 $a=1.0, b=3.0, c=1.0, d=5.0,$ $r=0.006, s=4.0, \chi=-1.6$,并把 I 作为控制参数来得到不同的放电模式。

图 7.1 给出了具有不同外界直流激励的神经元的动作电位 x 的时间历程。很显然,对于不同的外界激励,HR 神经元经历不同的动力学过程,包括静息态、周期

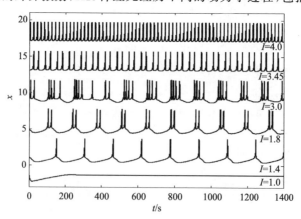

图 7.1 具有不同外界直流激励的单个 HR 神经元动作
电位的时间历程图

的放电模式和混沌的放电模式。神经信息主要是通过神经放电的时间序列来进行编码的,因此,这里主要通过神经元峰峰间期(ISI)的分岔结构来研究神经元的放电模式。

在数值计算中,我们记下膜电位变量 x 正向增加到 $x=0.8$ 的时间,这样连续两次的记录时间之差就是神经元放电的一个峰峰间期。图 7.2 给出了峰峰间期序列关于参数 I 的分岔图,由此图可以看出当 $I<1.32$ 时,神经元处于静息态,相应于系统的平衡点。$I=1.32$ 是系统的亚临界 Hopf 分岔点,由此分岔点产生周期 1 的放电模式直到 $I=1.55$。$I<1.56$ 之后,系统经加周期分岔产生周期 2、周期 3、周期 4 的放电模式。$I=2.88$ 之后,系统经由倍周期分岔过渡到混沌的放电模式,之后当 $I>3.42$ 时,峰峰间期序列经由逆的倍周期分岔过渡到周期性的峰放电模式。

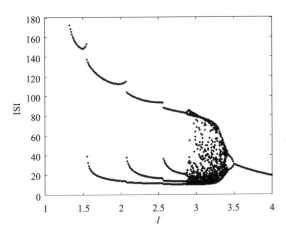

图 7.2　HR 神经元模型中,放电尖峰的峰峰间期
序列关于外界直流激励 I 的分岔图

从图 7.2 可以看出,混沌前和混沌后的周期性放电的周期处于不同的范围,混沌前的周期大于混沌后的周期,而且这两种周期性放电的波形图也不相同,这一点可以从图 7.1 中看出。详细的分岔分析表明,随着外界直流激励的增加,单个 HR 模型神经元的放电模式经静息态到周期性的簇放电,然后过渡到混沌状态,再到周期性的峰放电模式。以下主要研究两个全同的 HR 神经元经电耦合后的完全同步,其中每个神经元历经所有的放电模式,并且进一步讨论神经元峰峰间期序列的分岔结构关于耦合强度的变化情况。

神经节律是由单个神经元的放电模式表现出来的,而生物信息在神经元之间是通过突触进行传递的。为了研究信息传递的过程,首先我们研究两个电突触耦合的神经元的同步现象。考虑到电突触连接是双向的特征,我们将电耦合的两个全同 HR 神经元记作 $N_1 \longleftrightarrow N_2$，其中 N_1 和 N_2 分别代表两个全同的神经元，箭头表示电突触传递方向。此模型可由以下方程表示：

$$\begin{cases} \dot{x}_1 = y_1 - ax_1^3 + bx_1^2 - z_1 + I_1 + C(x_2 - x_1), \\ \dot{y}_1 = c - dx_1^2 - y_1, \\ \dot{z}_1 = r(s(x_1 - \chi) - z_1), \\ \dot{x}_2 = y_2 - ax_2^3 + bx_2^2 - z_2 + I_2 + C(x_1 - x_2), \\ \dot{y}_2 = c - dx_2^2 - y_2, \\ \dot{z}_2 = r(s(x_2 - \chi) - z_2), \end{cases} \tag{7.1}$$

其中 $I_1 = I_1 = I$ 是控制参数，$C(x_1 - x_2)$（或者 $C(x_2 - x_1)$）代表由 N_1 到 N_2（或者由 N_2 到 N_1）的耦合项，C 是耦合强度。

不失一般性，我们首先考虑满足如下单个振子系统：

$$\dot{w} = f(w),$$

这里 $w = (w_1, w_2, \cdots, w_n)$ 是 n 维状态向量，$f: \mathbb{R}^n \rightarrow \mathbb{R}^n$ 是一向量函数。通过双向耦合方式得到如下的耦合系统：

$$\begin{aligned} \dot{w} &= f(w) + K(w' - w), \\ \dot{w}' &= f(w') + K(w - w'), \end{aligned} \tag{7.2}$$

其中 K 是耦合矩阵，并且有

$$K = \begin{pmatrix} C & 0 & 0 \\ 0 & 0 & 0 \\ 0 & 0 & 0 \end{pmatrix}.$$

对于由(7.2)定义的耦合系统，完全同步定义为两个系统的运动轨道最终相同。于是完全同步即意味着同步流形 $w = w'$ 是渐近稳定的，或者 $\lim\limits_{t \to \infty} e(t) = 0$（$e(t)$ 是同步差，定义为 $e(t) = \| w - w' \|$）。于是，同步差满足的方程为

$$\begin{aligned} \dot{e} &= f(w) + K(w' - w) - f(w') - K(w - w') \\ &= f(w) - f(w') - 2K(w - w'). \end{aligned}$$

将此方程线性化得

$$\dot{e} = (Df(w) - 2K)e, \tag{7.3}$$

其中 $Df(w)$ 是向量场 f 的 Jacobi 矩阵在变量 w 处的取值，K 是一 $n \times n$ 阶常数矩阵。这样由(7.3)可知，两个系统的完全同步问题就转化为方程(7.3)定义的同步差 $e(t)$ 的零解的渐近稳定性问题。

令 $J = Df(w) - 2K$，下面我们考虑 3 种情形。首先，如果未耦合的系统是定常的，即对应系统的不动点，则根据(7.3)以及线性常微分方程的稳定性理论，若 J

的特征值的实部均为负,那么方程(7.3)的零解就是渐近稳定的,也就是(7.2)中的两个系统是完全同步的。其次,如果未耦合的系统是周期运动的,即对应系统存在稳定的极限环,则此时(7.3)就是周期系数的常微分方程,根据 Floquet 定理,零解的渐近稳定性问题就转化为计算(7.3)的特征乘数。零解渐近稳定的一个充要条件是所有特征乘数的模都小于 1。最后,如果未耦合的系统是混沌的,此时我们需要计算(7.3)的 Lyapunov 指数来决定零解的稳定性,仍然称此 Lyapunov 指数为耦合系统(7.2)的条件 Lyapunov 指数,则零解是渐近稳定的一个必要条件是所有的条件 Lyapunov 指数均小于零。

根据以上结论,对于本文考虑的 HR 神经元系统(7.1),有

$$J = \begin{pmatrix} -2ax_1^2 + 2bx_1 - 2C & 1 & -1 \\ -2dx_1 & -1 & 0 \\ rs & 0 & -r \end{pmatrix}.$$

因此,当单个神经元表现为静息态、周期性的放电模式以及混沌的放电模式时,为了判别耦合系统的完全同步,我们需要计算 J 的特征值、特征乘数和条件 Lyapunov 指数关于耦合强度 C 的变化,然后进一步确定达到完全同步时耦合强度的临界值。特别地,选取 $I=1.0$, $I=1.4$, $I=4.0$, $I=1.8$, $I=3.45$ 以及 $I=3.0$ 分别作为静息态、周期 1 簇放电、周期 1 峰放电、周期 2 簇放电、周期 2 峰放电以及混沌放电的代表来进行数值计算。

表 7.1 给出了对于以上选定的 I 值,耦合系统达到完全同步时耦合强度的临界值 C_{cr}。表中的数据说明了随着外界直流激励的增加,电耦合的神经元达到完全同步所需要的耦合强度也逐渐增加,同时也说明了簇放电的神经元比峰放电的神经元容易达到完全同步,也就是说簇放电模式更有利于神经信息完整无误地传递。

表 7.1 对于神经元的不同放电模式,耦合神经元系统达到完全同步时,耦合强度的临界值

参数值	放电模式	耦合强度的临界值 C_{cr}
$I=1.0$	静息态	0
$I=1.4$	周期 1 簇放电	0.16
$I=1.8$	周期 2 簇放电	0.35
$I=3.0$	混沌放电	0.42
$I=3.45$	周期 2 峰放电	0.53
$I=4.0$	周期 1 峰放电	0.52

神经信息主要是通过神经元的放电时间序列表现出来的,这样就提出一个问题:耦合后神经元放电的时间序列是否会保持不变? 于是有必要研究电耦合神经

元的峰峰间期序列的分岔结构是否会保持不变。表 7.1 显示了随着外界直流激励 I 的增加,达到完全同步的耦合强度的临界值也随之增加。于是,我们选取耦合强度 $C=0.1, 0.23, 0.4, 0.6$ 来研究电耦合对于耦合神经元系统的峰峰间期序列分岔结构的影响。图 7.3 给出数值结果。

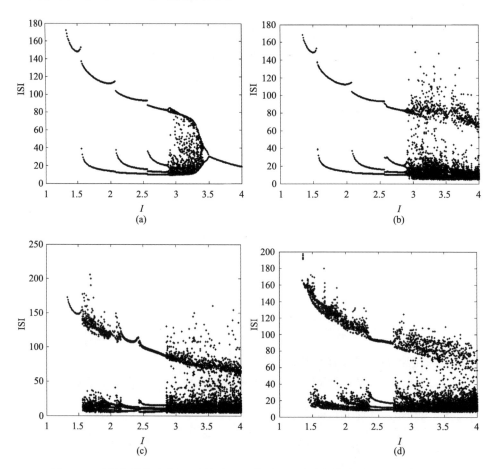

图 7.3   不同的耦合强度下,电耦合 HR 神经元的峰峰间期序列的分岔结构图:
(a) $C=0.6$;(b) $C=0.4$;(c) $C=0.25$;(d) $C=0.1$

由于我们考虑的系统(7.1)中的两个神经元是全同的,并且它们之间的耦合作用是对称的,因此,不管它们是否达到完全同步,在相同的参数条件下都会有相同的放电模式,所以这两个神经元具有相同的峰峰间期分岔序列,于是我们在图 7.3 中只给出其中一个神经元的峰峰间期序列的分岔图。

由图 7.3 可以看出,当耦合强度大于我们考虑的所有放电模式的神经元达到完全同步的临界值时(例如 $C=0.6$ 时),耦合神经元的峰峰间期分岔结构和未耦合的单个神经元的峰峰间期分岔结构完全相同,也就是说,神经信息毫无保留地在神经元之间传递。事实上,这是因为当耦合强度足够大使得两个神经元达到完全同步时,耦合项实际上等于零,两个神经元和未耦合时的放电节律模式是相同的。但是,如果耦合强度低于某种放电模式达到完全同步的临界值(例如 $C=0.4$ 和 $C=0.25$ 时),耦合神经元的峰峰间期分岔结构和未耦合的单个神经元的峰峰间期分岔结构存在差异,也就是说神经信息不能完整无误地在神经元间传递(参见图 7.3(b)和图 7.3(c))。进一步,如果耦合强度小于除静息态外任何放电模式达到完全同步的临界值(例如 $C=0.1$ 时),对于相同的参数值,耦合神经元具有和未耦合的单个神经元完全不同的放电模式,也就是说,传递的神经信息和未耦合时的完全不同(参见图 7.3(d))。

由以上分析可知,对于电耦合的全同的神经元系统,其中的神经元具有相同的峰峰间期分岔结构;但是,不同的耦合强度对应有不同的峰峰间期分岔结构,当然达到完全同步的参数区域也就截然不同。只有当耦合强度超过所有放电模式的神经元达到完全同步的临界值时,神经信息在电耦合的神经元之间才能保持不变。

7.2.2 噪声对电突触耦合神经元完全同步的作用

噪声广泛存在于自然界的各个领域中,包括物理、化学、生物、经济等。噪声对非线性系统的重要作用的研究主要体现在随机共振、随机自共振现象的理论研究。在神经系统中,噪声产生于不同的来源,例如突触中神经递质的随机释放、离子通道的随机开关以及其他神经元通过突触的随机输入等。近 10 年来,神经元系统中随机共振和随机自共振产生的整数倍节律和阵发周期节律在实验以及数值模拟中得到了验证,同时理论研究给出了随机性的整数倍节律以及其他类型放电活动的产生机制及其动力学性质。

1. 噪声引起的随机自共振

将 Gauss 白噪声附加于相应确定性 HR 系统的膜电位上,得到随机 HR 模型如下:

$$\dot{x} = y - ax^3 + bx^2 - z + I + \xi(t),$$
$$\dot{y} = c - dx^2 - y,$$
$$\dot{z} = r[s(x - \chi) - z],$$

其中 $\xi(t)$ 是 Gauss 白噪声,具有统计性质:$\langle \xi(t) \rangle = 0$,$\langle \xi(t)\xi(t') \rangle = 2D\delta(t-t')$ 其中 D 是噪声强度,$\delta(\cdot)$ 是 Dirac 函数,模型中各常数参数的取值和前面相同。前人的研究主要是将噪声加在 Hopf 分岔点前的阈下振荡区域,此时 HR 模型会产

生随机自共振现象。下面,我们将 Gauss 白噪声加在 Hopf 分岔前、分岔附近以及分岔后,当单个的 HR 神经元表现为静息态、阈下振荡和周期 1 簇放电时,讨论噪声对此神经元放电的影响。

　　根据前一节的结果,$I=1.32$ 是当 $r=0.006$ 时 HR 模型的亚临界 Hopf 分岔点。于是,我们分别选取 $I=1.0, I=1.31, I=1.4$ 作为 Hopf 分岔前、分岔附近和分岔后的参数代表,研究噪声影响下的随机自共振现象以及相应的放电模式。没有噪声的时候,以上选取的各外界直流激励的值分别使得 HR 神经元处于静息态、阈下振荡以及周期 1 的簇放电。噪声可以诱导使得神经元放电或者极大地影响它的放电序列,并且随着噪声强度的增加,其放电序列的平均峰峰间期随之下降,如图 7.4 所示。这说明大的噪声能够诱导产生更多的放电尖峰。

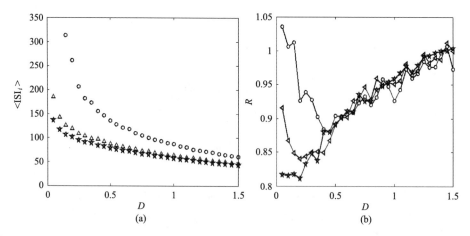

图 7.4　当单个 HR 神经元处于静息态 $I=1.0$(○),$I=1.31$(△) 和周期 1 簇放电 $I=1.4$(★) 时:(a) 平均峰峰间期 $\langle \mathrm{ISI}_i \rangle$;(b) 变差系数 R 关于噪声强度的变化图

　　在数值计算中,对于每个噪声强度值,进行 10^8 次计算,计算步长为 10^{-3}。当膜电位变量 x 的值达到 1.0 时记录一次放电。另外,我们采用变差系数(coefficient of variation)来度量噪声的影响。变差系数定义为峰峰间期的标准差与其均值的比值,也就是

$$R = \frac{\sqrt{\mathrm{Var}(\mathrm{ISI}_i)}}{\langle \mathrm{ISI}_i \rangle}.$$

如果 R 接近于零,则此时可以认为是相干输出。因此随机自共振现象表现为变差系数对于噪声强度存在极小值。如图 7.4(b) 所示,R 首先减小,达到一个最小值,然后随着噪声强度的增加而增大。对于选取的参数值,当 $I=1.0, I=1.31, I=1.4$,相应的噪声强度分别在 $D=0.45, 0.2, 0.2$ 时,R 达到最小值。

进一步,我们在图 7.5 中给出峰峰间期的统计分布图和峰峰间期的回归映射图。所有的峰峰间期的统计分布图是多模态的高峰状,而且高峰的幅度随着峰峰

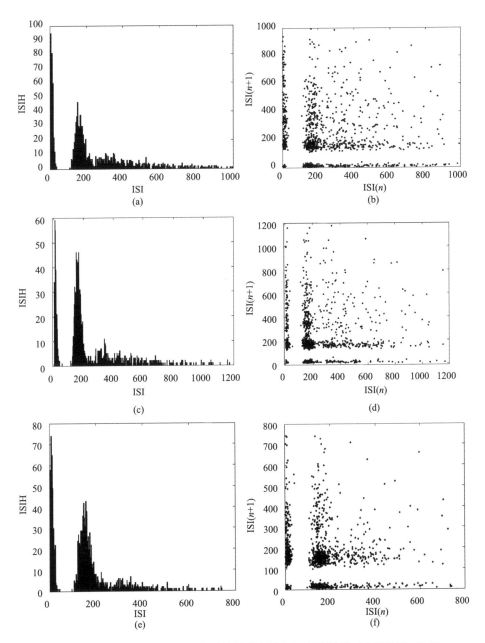

图 7.5 HR 神经元模型峰峰间期的统计分布图和回归映射图:(a)和(b)$I=1.25$,$D=0.05$;(c)和(d)$I=1.31$,$D=0.03$;(e)和(f)$I=1.35$,$D=0.05$

间期的增加而衰减;所有峰峰间期的回归映射图都具有类似于晶格的结构;这些正是整数倍放电节律模式的特性,因此可以推断出噪声在 Hopf 分岔前、分岔附近以及分岔后不仅诱导产生了随机自共振现象,同时也诱导产生了整数倍的放电模式。

噪声对于神经元产生丰富的放电节律具有重要的作用,同样地,噪声对于神经元耦合系统的同步行为也具有正面效应。实际上,噪声会以不同的方式来影响耦合非线性系统的同步,即噪声诱导同步和噪声增强同步。近年来,随着混沌同步理论方法的发展以及神经系统动力学研究的深入,噪声对神经元耦合系统同步的作用也受到了国内外学者的关注,并且取得了一些研究成果,这些结果可以进一步解释实验中观察到的现象,并且有助于进一步理解神经生物信息的传递和处理过程。

在神经系统中,噪声起因于很多不同的来源,包括系统内部参数的涨落以及外界环境的变化,例如细胞离子通道打开和关闭的随机性、化学突触随机地释放神经递质以及来源于其他神经元的随机突触输入电流等。对猫的视觉皮层细胞进行在体实验结果表明,同步是视觉层信息整合的主要因素,而突触输入是相邻细胞同步的最有可能的机制。大量的相互独立的兴奋性和抑制性突触电流的综合通常近似 Gauss 分布,因此下面主要研究(Gauss)白噪声对神经元耦合系统完全同步的影响。

2. 噪声诱导的完全同步

噪声对非线性系统同步的一个重要影响是可以诱导完全同步。通常情况下,两个具有不同初始条件的全同非线性系统,随着时间的演化,动力学行为不会达到一致。特别是混沌振荡的系统,只要初始条件不同,最终的状态会完全不同。但是,如果在这两个全同的系统上引入相同的随机噪声刺激,当噪声强度足够大时,两个非线性系统会实现完全同步,即噪声能够诱导产生完全同步。

相同的突触电流输入诱导神经元产生完全同步现象,这对于信息的处理起着至关重要的作用,这是因为单个的神经元并不能对即时的信息进行编码,而一组神经元通过同步对相同的突触电流激励共同做出反应。

下面考虑两个未经耦合的全同的 HR 神经元,加入相同的 Gauss 白噪声之后,系统的方程如下:

$$\begin{cases} \dot{x}_1 = y_1 - ax_1^3 + bx_1^2 - z_1 + I_1 + \xi(t), \\ \dot{y}_1 = c - dx_1^2 - y_1, \\ \dot{z}_1 = r(s(x_1 - \chi) - z_1), \\ \dot{x}_2 = y_2 - ax_2^3 + bx_2^2 - z_2 + I_2 + \xi(t), \\ \dot{y}_2 = c - dx_2^2 - y_2, \\ \dot{z}_2 = r(s(x_2 - \chi) - z_2), \end{cases} \tag{7.4}$$

这里各变量和参数的意义同前,因为我们考虑全同的神经元,故此时的外界直流激励 I 也相同。

不失一般性,我们简单地考虑如下系统:

$$\dot{w}_1 = f(w_1) + \xi(t),$$

$$\dot{w}_2 = f(w_2) + \xi(t),$$

这里 $w_i = (x_i, y_i, z_i)(i=1,2)$ 表示第 i 个神经元的状态变量,$\xi(t)=(\xi(t),0,0)$,其中 $\xi(t)$ 是同上面提到的 Gauss 白噪声;f 是由 HR 模型右端给出的光滑向量函数,因为考虑的神经元全同,故 f 不依赖于 i。

为了研究完全同步,还是考虑同步差 $e=w_2-w_1$,满足的动力学方程为

$$\dot{e} = f(w_2) - f(w_1).$$

将此方程在 $e=0$ 处线性化后有

$$\dot{e} = Df(w)e, \tag{7.5}$$

其中 $Df(w)$ 表示 Jacobi 矩阵在一个神经元轨道上的取值。值得注意的是,此线性化方程和没有噪声刺激的确定性系统的线性化方程具有相同的形式,而此时神经元的振荡轨道 w 和无噪声作用时的轨道不同。根据此线性化方程,随机系统的 Lyapunov 指数类似于确定性系统来定义。于是由(7.5)可知,当系统的最大 Lyapunov 指数变负时两个神经元就会实现完全同步。同样地,特别选取 $I=1.0$,$1.31, 1.4, 3.0, 4.0$ 作为静息态、阈下振荡、周期性簇放电、混沌放电以及周期性峰放电的代表,分别将最大 Lyapunov 指数 λ_1 作为噪声强度的函数来进行计算,同时平行地计算平均同步差 $\langle e \rangle$,结果由图 7.6 给出。很明显,λ_1 在噪声强度的临界值处经历由正到负的转变,超过此临界值,具有相同噪声激励的两个全同的 HR 神经元达到完全同步,即经过简短的暂态之后,两个神经元收敛为具有相同的放电序列,如图 7.6(b)所示,同步差也就会等于零。

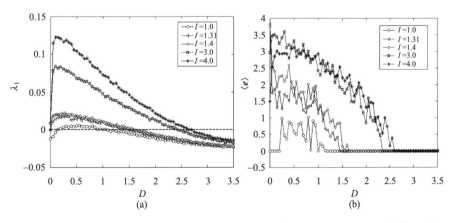

图 7.6 HR 神经元中当 $I=1.0, 1.31, 1.4, 3.0, 4.0$ 时:(a)最大 Lyapunov 指数 λ_1 关于噪声强度的变化图;(b)平均同步差 $\langle e \rangle$ 关于噪声强度的变化图

　　噪声能够诱导同步的主要原因是系统在相空间上的周期轨道或者是混沌轨道内嵌入有鞍—结点或者是鞍点。噪声改变了鞍点稳定流形的收缩作用和不稳定流形的扩张作用的地位，使得收缩作用占主导地位，因此起始于不同初始条件的系统收敛到相同的输出上。当噪声强度足够大，使得 Jacobi 矩阵 $Df(w)$ 的特征值的实部均为负，即意味着 Lyapunov 指数都小于零，此时附近的轨线均收敛，完全同步就会发生。

3. 噪声增强的完全同步

　　实际上，在神经科学中，系统内的单元除了接受相同的随机激励外，相互之间还存在有耦合作用。下面研究噪声和耦合对于完全同步的相互影响。根据 7.2.2 节的结论可知，对于具有不同放电模式的耦合神经元而言，它们达到完全同步所需的耦合强度的临界值不同，对于弱的耦合强度，例如 $C=0.1$，两个全同的神经元只要不是处于静息态就不会达到完全同步。在这种情况下加入 Gauss 白噪声，考虑噪声的作用。

　　考虑两个接受相同噪声激励的耦合全同神经元，其方程如下：

$$\begin{cases} \dot{x}_1 = y_1 - ax_1^3 + bx_1^2 - z_1 + I_1 + C(x_2 - x_1) + \xi(t), \\ \dot{y}_1 = c - dx_1^2 - y_1, \\ \dot{z}_1 = r(s(x_1 - \chi) - z_1), \\ \dot{x}_2 = y_2 - ax_2^3 + bx_2^2 - z_2 + I_2 + C(x_1 - x_2) + \xi(t), \\ \dot{y}_2 = c - dx_2^2 - y_2, \\ \dot{z}_2 = r(s(x_2 - \chi) - z_2), \end{cases} \tag{7.6}$$

将此方程一般化为如下系统：

$$\dot{w}_1 = f(w_1) + C(x_2 - x_1) + \xi(t),$$
$$\dot{w}_2 = f(w_2) + C(x_1 - x_2) + \xi(t),$$

这里的向量和函数的意义和上一小节相同。此时同步差满足如下方程：

$$\dot{e} = f(w_2) - f(w_1) - 2C(x_2 - x_1).$$

将此方程在 $e=0$ 处线性化后有

$$\dot{e} = (Df(w) - M)e, \tag{7.7}$$

其中

$$M = \begin{pmatrix} 2C & 0 & 0 \\ 0 & 0 & 0 \\ 0 & 0 & 0 \end{pmatrix}.$$

此线性化方程和无噪声激励时的线性化方程相同，而 w 的轨道由 (7.6) 决定，是和噪声相关的。根据(7.7),当最大条件 Lyapunov 指数变负时两个神经元达到完全同步。将最大条件 Lyapunov 指数 λ_1^c 和平均同步差 $\langle e \rangle$ 作为噪声强度 D 的函数进行计算,结果由图 7.7 给出。λ_1^c 在噪声强度的临界值处由正变负,此临界值之后同步差也变为零。

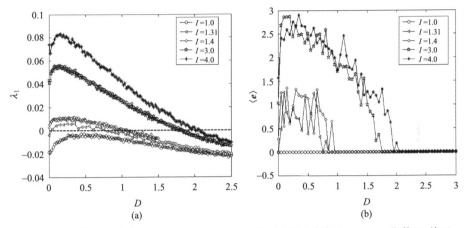

图 7.7　HR 神经元中当 $I=1.31, 1.4, 3.0, 4.0$ 时:(a)最大条件 Lyapunov 指数 λ_1^c 关于噪声强度的变化图;(b)平均同步差 $\langle e \rangle$ 关于噪声强度的变化图

最后考虑耦合对随机神经元系统的影响。用同样的方法分别计算当 $C=0$,$C=0.1$,$C=0.2$ 时,外界直流输入 $I \in [1.0, 4.0]$,即每个神经元历经所有的放电状态时,实现完全同步的噪声强度的临界值,结果在图 7.8 中给出。

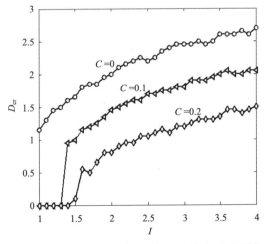

图 7.8　对于不同的耦合强度,两个 HR 神经元达到完全同步所需噪声强度的临界值关于外界直流激励的变化图

分析上图得到如下结论:两个全同的神经元不管是在没有耦合还是弱耦合的情况下,达到完全同步所需要的噪声强度的临界值随着外界直流激励的增加而增大,这也就说明了处于静息态的神经元比放电的神经元容易产生同步,而簇放电的神经元比峰放电的神经元更容易实现完全同步;加入噪声之后,没有噪声情况下因耦合强度太弱而无法达到同步的耦合神经元在噪声的作用下会实现完全同步,这说明噪声增强了耦合的作用;对于不同的耦合强度,两个神经元达到完全同步所需要的噪声强度的临界值不同,随着耦合强度的增加,噪声强度的临界值降低,这说明耦合增强了神经元对噪声的敏感度。由此可知,噪声和耦合作用在神经元的完全同步中起着相互补充的作用。

7.3　噪声对耦合神经元相位同步的影响

从上一节的结论可知,全同的神经元耦合之后会实现完全同步,也就是相应的神经信息在神经元之间毫无损失地进行了传递。但是实际上由于神经系统内部的神经元因为参数的差异不可能都是全同的,因此就有必要研究不同的神经元的同步行为。因为同一系统内的各神经元之间的差异一般来说不会太大,这一章我们研究的耦合系统内的神经元之间只有微小的差异。

由于非全同的系统之间不存在不变流形 $x = y$,因此它们之间不会出现完全同步。频率不同的周期振子经耦合作用后会达到相位同步,其结果表现为具有相同的或者是比例为有理数的周期或频率,而它们的振幅可以完全不同。对于混沌振子而言,适当地定义相位之后,耦合振子随着耦合强度的增加会达到相位同步,但此时它们的振幅仍然保持不相关。

尽管人们普遍认为神经元输出的放电序列是其将输入神经元的信息进行编码的结果,但是信息是通过放电序列的什么因素来进行传递的仍然还属于未知。其中频率编码的观点认为神经信息是通过平均放电率来进行编码的,此平均值的可变性源于噪声的作用;另外一种观点认为放电序列本身的可变性是神经信息编码的关键,即节律编码的观点。因此,按照频率编码的观点,一组神经元传递信息的关键问题就是最终达到相位同步和频率同步;而按照节律编码的观点,神经元传递信息的关键问题是达到节律同步,即峰放电同步和簇放电同步。

这一节我们主要考虑非全同的神经元经电耦合作用后的相位同步和节律同步,应用理论分析和数值计算相结合的方法进行研究。研究相位同步的首要问题是给出相位的定义,所以首先总结给出神经元系统相位的几种定义,然后在此基础上研究两个非全同神经元的相位同步,给出判别节律同步的方法,并在此基础上从同步角度将频率编码的观点和节律编码的观点统一起来。

7.3.1 相位的定义

关于几种定义混沌吸引子相位的方法都进一步可以扩展应用在神经元相位的定义。单个的神经元随着内部参数的变化会表现出丰富的放电节律行为,包括周期性的簇放电、峰放电以及混沌的放电模式。即使是周期性的放电模式,除了周期 1 的情况外,神经元系统的轨道在其相平面上投影的旋转中心都不止一个,如图 7.9 所示。图 7.9 是 HR 神经元模型取参数 $r=0.08, \chi=-1.826$,其他的参数取值上面相同,经数值计算得知,此时神经元的放电模式为周期 2 的簇放电。很明显,系统的轨道在 $(z(t), x(t))$ 和 $(y(t), x(t))$ 相平面上的投影都有两个旋转中心,因此不能在这两个相平面上应用直观的方法来定义相位。

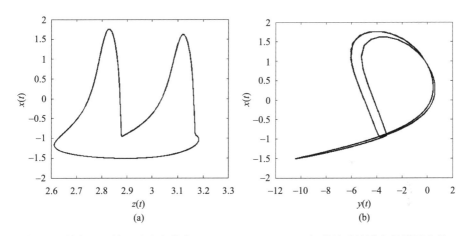

图 7.9 单个 HR 神经元取参数为 $r=0.08, \chi=-1.826$ 时,其运动轨道在相平面上的投影:(a)$(z(t), x(t))$;(b)$(y(t), x(t))$

事实上,在神经实验中能够观测并记录到的信号是神经细胞的膜电位,因此我们可以将神经元系统的振荡轨道投影在与膜电位变量相关的相平面上来进行定义。例如,将 HR 神经元模型的运动轨道投影在 $(x(t), \dot{x}(t))$ 和 $(\dot{x}(t), \ddot{x}(t))$ 相平面上,此时的相轨线只有一个旋转中心,于是按照直观的定义,HR 神经元的相位就可以定义为

$$\phi(t) = \arctan \frac{\dot{x}(t) - \dot{x}_c}{x(t) - x_c} \quad \text{或者} \quad \phi(t) = \arctan \frac{\ddot{x}(t) - \ddot{x}_c}{\dot{x}(t) - \dot{x}_c},$$

这里$(x_c, \dot{x}_c)$和$(\dot{x}_c, \ddot{x}_c)$分别表示投影在两个相平面上的旋转中心。图 7.10 所示,这里取参数 $r=0.06, \chi=-1.901$,HR 神经元表现为混沌的放电模式。

图 7.10 显示,此时的神经元表现为混沌的放电模式,其运动轨道在这两个相平面上的投影只有一个旋转中心。

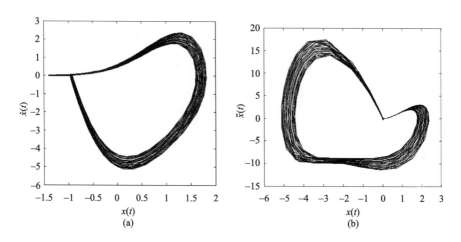

图 7.10　HR 神经元模型取参数为 $r=0.06, \chi=-1.901$ 时,其运动轨道在相平面
上的投影:(a)$(x(t), \dot{x}(t))$;(b)$(\dot{x}(t), \ddot{x}(t))$

其次,还可以应用第二章介绍的解析信号逼近的方法来定义相位。对于神经元的膜电位 $x(t)$,其在复平面上的解析信号如下构造:

$$w(t) = x(t) + \mathrm{i}\tilde{x}(t) = A(t)\mathrm{e}^{\mathrm{i}\phi(t)},$$

其中函数 $\tilde{x}(t)$ 是可观测量膜电位 $x(t)$ 的 Hilbert 变换,

$$\tilde{x}(t) = \frac{1}{\pi}\mathrm{P.\,V.}\int_{-\infty}^{\infty}\frac{x(\tau)}{t-\tau}\mathrm{d}\tau,$$

这里 P. V. 代表积分的 Cauchy 主值。于是,瞬时的振幅和相位直接定义如下:

$$A(t) = \sqrt{x^2(t) + \tilde{x}^2(t)}, \quad \phi(t) = \arctan\left(\frac{\tilde{x}}{x}\right) + k\pi, \quad k = 0, \pm 1, \cdots$$

对于以上的这两种定义方法,神经元放电的平均频率可通过下式计算

$$\langle\omega\rangle = \lim_{T\to\infty}\frac{1}{T}\int_0^T \frac{\mathrm{d}\phi(t)}{\mathrm{d}t}\mathrm{d}t = \lim_{T\to\infty}\frac{\phi(t_0+T) - \phi(t_0)}{T}.$$

另外,神经元的相位还可以通过适当地选取 Poincaré 截面来定义,这样系统的运动轨道每次从给定的正方向穿过截面就认为是相位相应地增加 2π。以 HR 神经元为例,当膜电位达到 0.8 时可以认为产生一次放电,这样选取 Poincaré 截面为 $\Pi = \{x=0.8\}$,规定膜电位增加的方向为正方向。于是,HR 神经元的运动轨道连续从正方向穿过此截面就相应于相位增加 2π,瞬时的相位可以如下计算:

$$\phi(t) = 2\pi\frac{t - t_n}{t_{n+1} - t_n} + 2\pi n, \quad t_n \leqslant t \leqslant t_{n+1}, \tag{7.8}$$

其中 t_n 是轨线第 n 次穿过 Poincaré 截面的时间。根据此定义,神经元的平均放电

率(mean firing rate)为

$$Fr = \lim_{N \to \infty} \frac{1}{\frac{1}{N} \sum_{n=1}^{n} (t_{n+1} - t_n)}.$$

以上定义的相位都是关于时间 t 的单增函数。下面以 HR 神经元模型为例,取参数 $r=0.006$,χ 的取值分别为 $\chi=-1.9$ 和 $\chi=-1.48$,对应于周期 2 簇放电、周期 2 峰放电的放电模式,通过数值计算的结果来比较这几种定义方法给出的相位,结果如图 7.11 所示。很明显,对于 HR 神经元而言,通过 Hilbert 变换计算而得的相位和直观方法得到的结果非常接近,当神经元经历一次放电时,相位明显地增加 2π,而在两次放电之间,相位的变化非常缓慢;通过 Poincaré 截面计算的相位同样当神经元经历一次放电时增加 2π,但是两次放电之间的相位变化较前两种方法要快,根据公式(7.8)可知,是时间 t 的分段线性函数。

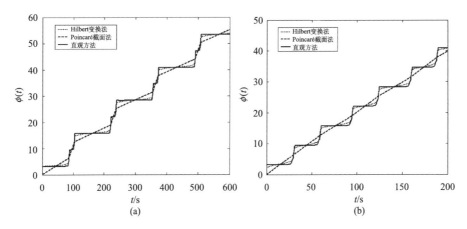

图 7.11 根据三种定义计算而得 HR 神经元的相位比较图,包括解析信号逼近的方法(实线)、基于 Poincaré 映射的方法(虚线)和根据相平面$(x(t), \dot{x}(t))$上投影的直观方法(点线)。参数取值分别为 $r=0.006$:(a)$\chi=-1.9$;(b)$\chi=-1.48$

实际上,这几种定义方法不是适用于所有的神经元模型,例如 Chay 模型就不能用解析信号逼近的方法通过 Hilbert 变换来计算相位,这种方法计算所得的结果不是时间 t 的单增函数,而是振荡的。因为在神经元的电活动中,当神经元的膜电位超过一定阈值时,神经细胞去极化而产生动作电位,这类似于 Poincaré 截面的选取。因此,在下面关于神经元耦合系统相位同步的研究中,我们采用基于 Poincaré 截面的相位定义来进行研究。实际的神经细胞总是具有两种状态:可兴奋态和放电状态,而放电状态又包括簇放电、峰放电和混沌放电等方式。因此,在研究神经元耦合系统相位同步的时候,就需要考虑到所有的这些情况。

　　这里我们还是考虑 HR 神经元系统,此时我们将模型中各参数的取值规定为 $a=1.0,b=3.0,c=1.0,d=5.0$,外界直流输入固定为 $I=3.0$,把参数 r 和 χ 作为控制参数来得到各种放电模式。首先取定参数 $r=0.006$ 和 $r=0.008$,让 χ 变化得到不同的放电模式,图 7.12 给出峰峰间期关于参数 χ 的分岔图。很明显,随着参数 χ 的增加,神经元的放电模式由周期性的簇放电经混沌转变为周期性的峰放电。

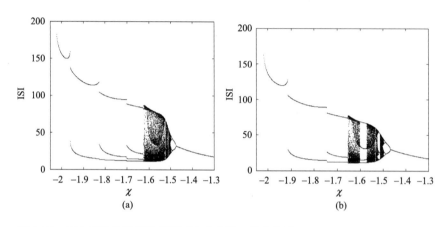

图 7.12　HR 模型的峰峰间期序列关于参数 χ 的分岔图:(a)$r=0.006$;(b)$r=0.008$

　　对于参数 r 的这两个取值,随着 χ 值的增加,神经元在从周期性簇放电到混沌放电的转变过程中都会经历加周期分岔,但是加周期分岔的类型不同。当 $r=0.006$ 时,HR 神经元经过第二类加周期分岔从周期 1 簇放电转变为周期 4 簇放电,然后经倍周期分岔变为混沌放电;当 $r=0.008$ 时,神经元通过第二类加周期分岔从周期 1 簇放电转变为周期 3 簇放电,然后经第一类的加周期分岔过渡到周期 4 簇放电,之后变为混沌的放电模式,而且在混沌区里明显地有周期 3 窗口。混沌放电之后,随着 χ 的增加,神经元经由逆的倍周期分岔最后转变为周期 1 的峰放电,这一点对于 r 的两个取值都是相同的。

　　根据相位和平均频率的定义,将 HR 神经元放电的平均频率作为参数 χ 的函数进行计算,结果由图 7.13 给出。将图 7.13 和图 7.12 进行比较可得,在神经元的簇放电区域内,平均频率在加周期分岔点处发生突变;在峰放电区域内,平均频率是参数 χ 的单增函数;而在混沌放电区域内,平均频率关于参数 χ 的变化很不规则。

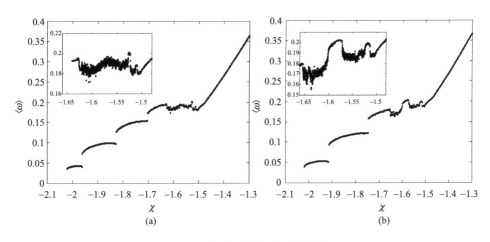

图 7.13 HR 神经元放电的平均频率关于参数 χ 的变化图：(a)$r=0.006$；(b)$r=0.008$

7.3.2 电突触耦合神经元的相位同步

下面我们就 HR 模型研究两个非全同神经元经电突触耦合后的相位同步，而考虑的非全同神经元具有微小的差异，即它们具有相同的放电模式，但是对应不同的 r 和 χ 值，即有不同的平均放电频率。

考虑两个电突触耦合的非全同 HR 神经元，方程如下：

$$\begin{cases} \dot{x}_1 = y_1 - ax_1^3 + bx_1^2 - z_1 + I + C(x_2 - x_1), \\ \dot{y}_1 = c - dx_1^2 - y_1, \\ \dot{z}_1 = r_1(s(x_1 - \chi_1) - z_1), \\ \dot{x}_2 = y_2 - ax_2^3 + bx_2^2 - z_2 + I + C(x_1 - x_2), \\ \dot{y}_2 = c - dx_2^2 - y_2, \\ \dot{z}_2 = r_2(s(x_2 - \chi_2) - z_2), \end{cases} \tag{7.9}$$

其中常数参数 a,b,c,d,s,I 的取值和上节相同，r_1,r_2,χ_1,χ_2 控制神经元的放电模式，不同的取值相应于不同的神经元，C 表示神经元之间的耦合强度。

从数学的角度来讲，如果第一个神经元的相位是 $\phi_1(t)$，与其耦合的另一个神经元的相位是 $\phi_2(t)$，则相位同步可以用公式 $|m\phi_1(t)-n\phi_2(t)|<$const 来衡量，这里 m 和 n 都是整数。这样的同步也可以用频率锁定来定义，即两个神经元的平均放电频率满足关系式 $|m\omega_1-n\omega_2|=0$。下面我们主要考虑 1∶1 相位同步的情形，即 $m=n=1$。参数的选取满足两个神经元具有相同的放电模式，只是平均放电率

不同。特别地,我们选取 $r_1=0.006,\chi_1=-1.98$ 和 $r_2=0.008,\chi_2=-1.89$ 作为周期簇放电的代表,此时的平均放电率之差为 $\Delta Fr=|Fr_1-Fr_2|=0.01$;选取 $r_1=0.006,\chi_1=-1.47$ 和 $r_2=0.008,\chi_2=-1.40$ 作为周期峰放电的代表,此时 $\Delta Fr=0.01$;选取 $r_1=0.006,\chi_1=-1.55$ 和 $r_2=0.008,\chi_2=-1.62$ 作为混沌放电模式的代表,此时 $\Delta Fr=0.004$。

　　根据上面对相位变量和平均放电率的定义,最大相位差和平均放电率的比率如下计算:

$$|\Delta\phi|_{\max}=\max\{|\phi_1(t)-\phi_2(t)|\}\ \text{及}\ r_0=\frac{Fr_1}{Fr_2}.$$

这两个量分别可以用来衡量相位同步和平均放电率锁定。下面针对以上选定的参数值,将 $|\Delta\phi|_{\max}$ 和 r_0 作为耦合强度 C 的函数来计算,数值结果由图 7.14 给出。为了更清楚地显示计算结果,我们在图 7.14(a) 给出最大相位差的对数随耦合强度的变化。根据计算结果可知,$C=0.62,0.52,0.68$ 分别是周期簇放电、周期峰放电、混沌放电的神经元达到相位同步时,耦合强度对应的临界值,而且临界值之后两个神经元相位差的最大值 $|\Delta\phi|_{\max}<2\pi$。从图 7.14(b) 可以看出,上述临界值之后平均放电率比率达到 $r_0\approx1$。

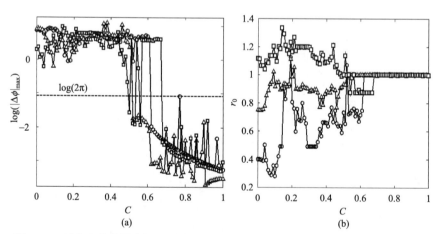

图 7.14　两个电突触耦合的 HR 神经元:(a)最大相位差的对数;(b)平均放电率的
比率随着耦合强度的变化图。图中放电模式包括周期性簇放电(○),周期性的峰
放电(△)和混沌放电(□)

　　上述结果可以如下解释:两个神经元当达到相位同步时,相应的放电峰的相位差为 2π,因此当放电尖峰的数量足够大(为 N)时,两个神经元的平均放电率小于 $\frac{2\pi}{N}$,这说明相位同步导致平均放电率锁定,而平均放电率锁定即意味着峰放电同

步。由此可知,对于耦合神经元而言,峰放电同步和相位同步是等价的。

人们普遍认为神经元的放电模式是神经信息编码的关键所在,但信息是如何编码的还有待于进一步解决。传统来说,有两种信息编码模式,即频率编码和时间编码。时间编码强调神经元放电的精确时间和模式,而频率编码则注重放电的平均频率。但是,神经元的平均放电频率并不足以描述神经信息的传递,因此神经信息的时间编码模式引起了更多人的关注。于是放电节律同步在神经信息计算中发挥着重要的作用。神经元有两种典型的放电模式:峰放电和簇放电,因此存在有两种节律同步,即峰放电同步和簇放电同步。上面我们给出了峰放电同步,而簇放电模式是神经元最重要的放电模式,因此下面我们研究神经元的簇放电同步。

神经元模型都是多尺度系统,包括和放电过程有关的快变量以及和两次放电之间的静息态有关的慢变量。对于 HR 神经元模型而言,代表膜电位的变量 x 和与内电流相关的恢复变量 y 是引起连续反复放电的快变量,而与 Ca 离子激活的K 离子电流相关的变量 z 是慢变量,其作用是调节放电尖峰的产生,导致出现簇放电模式。因此,我们引入慢变量的相似函数

$$S^2(z_1, z_2) = \frac{\langle (z_1(t) - z_2(t))^2 \rangle}{\sqrt{\langle z_1^2(t) \rangle \langle z_2^2(t) \rangle}}$$

来衡量簇放电同步,其中 $\langle \cdot \rangle$ 表示对时间求平均。根据定义,$S^2(z_1, z_2)$ 衡量慢变量 $z_1(t)$ 和 $z_2(t)$ 的时间平均差。当此相似函数的值接近 0 时,就可以认为达到了簇同步。

选取和上面相同的参数值,通过数值方法计算相似函数的平方关于耦合强度的变化,结果由图 7.15 给出。很明显,$C = 0.29, 0.26, 0.23$ 分别是周期簇放电、周期峰放电、混沌放电的神经元达到簇同步的临界值。

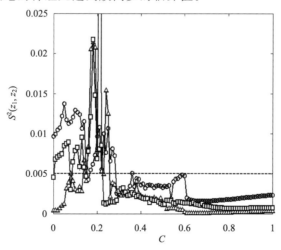

图 7.15 HR 神经元中慢变量的相似函数的平方随着耦合强度的变化图。图中放电模式包括周期性簇放电(○),周期性的峰放电(△)和混沌放电(□)

　　为了进一步说明簇放电同步,图7.16给出耦合的周期峰放电和周期簇放电的神经元在达到簇放电同步之前和之后的时间演化图。很明显,当神经元达到簇放电同步时,不管耦合之前它们的放电模式是什么,两个神经元的放电模式均为簇放电。达到簇同步的两个神经元会在同一时刻产生一簇放电尖峰,而且这一簇放电尖峰同时结束,但是簇内放电尖峰的个数不一定相同。由上面的数值结果可知,簇放电同步要比峰放电同步容易达到。

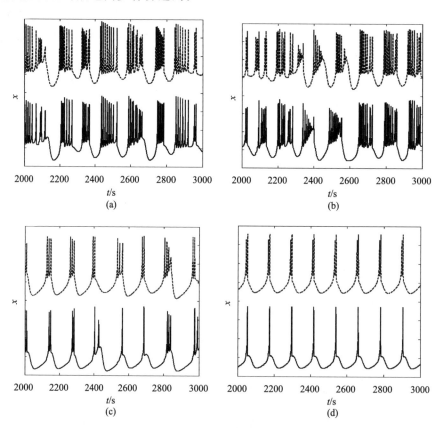

图7.16　耦合 HR 神经元簇放电同步的说明图:(a)$C=0.25$;(b)$C=0.27$;(c)$C=$
0.27;(d)$C=0.30$,其中(a)和(c)是达到簇放电同步之前的时间历程图,而(b)和
(d)是簇放电同步达到之后的时间历程图

　　从以上的结论可知,不管耦合之前的神经元的放电模式是周期性的还是混沌的,耦合神经元随着耦合强度的增加,都会经历由簇放电同步到峰放电同步的过程。峰放电同步实际上就是相位同步,同时又等价于平均放电率同步。于是,以上的方法对于今后的神经电生理实验具有指导意义,实验中的可测量是神经元的膜电位以及放电的峰峰间期,因此可以通过实验数据来确定实际神经元的同步方式。

7.3.3 噪声对耦合神经元频率同步的影响

从上一节的结论可知,在相同的噪声作用下,未耦合的全同神经元可以达到完全同步。对于非全同的神经元,噪声同样能够诱导使得它们达到平均放电率同步。从我们前面的研究可知,单个的神经元表现为两种状态,即可兴奋态和放电状态,因此下面研究噪声对于处于这些状态的神经元同步的作用。

考虑如下系统:

$$
\begin{cases}
\dot{x}_1 = y_1 - a x_1^3 + b x_1^2 - z_1 + I_1 + C(x_2 - x_1) + \xi_1(t), \\
\dot{y}_1 = c - d x_1^2 - y_1, \\
\dot{z}_1 = r(s(x_1 - \chi) - z_1), \\
\dot{x}_2 = y_2 - a x_2^3 + b x_2^2 - z_2 + I_2 + C(x_1 - x_2) + \xi_2(t), \\
\dot{y}_2 = c - d x_2^2 - y_2, \\
\dot{z}_2 = r(s(x_2 - \chi) - z_2),
\end{cases}
\tag{7.10}
$$

其中 (x_1, y_1, z_1) 和 (x_2, y_2, z_2) 分别代表两个具有不同外界直流激励 I_1 和 I_2 的神经元,ξ_1 和 ξ_2 是噪声强度分别为 D_1 和 D_2 的 Gauss 白噪声,其他常数参数的取值和上面相同。我们分别考虑当每个神经元处于可兴奋状态和放电状态时,噪声以及耦合作用对频率同步的影响。

当外界直流激励 $I < 1.32$ 时,神经元处于可兴奋态,外加噪声可以激发使得神经元产生动作电位。这里,我们考虑两个神经元接受不同的直流激励,选取 $I_1 = 1.25$ 和 $I_2 = 1.30$。首先讨论两个神经元之间没有耦合作用的情况,即在系统 (7.10) 中 $C = 0$。此时数值模拟的结果说明相同的噪声不能使这两个神经元达到同步,于是固定加在第二个神经元上的噪声强度为 $D_2 = 0.05$,把加在第一个神经元上噪声的强度 D_1 作为可变参数。定义两个神经元的相对平均频率差为

$$
\Delta\omega = \frac{|\langle\omega_1\rangle - \langle\omega_2\rangle|}{\langle\omega_1\rangle + \langle\omega_2\rangle}.
$$

然后将此特征量作为噪声强度 D_1 的函数进行计算,结果由图 7.17(a) 给出,很明显当 $D_1 = 0.08$ 时两个神经元达到频率同步。

进一步讨论两个神经元耦合的情况。初始时两个神经元不放电,加入耦合作用后这两个神经元仍然不放电。同样固定 $D_2 = 0.05$,将 D_1 作为控制参数,计算当耦合强度分别等于 $0.1, 0.2, 0.3$ 时,相对平均频率差关于参数 D_1 的变化,结果如图 7.17(b) 所示。当 $C = 0.1$ 时,$D_1 = 0.08$ 时两个神经元达到频率同步;$C = 0.2$ 时,$D_1 = 0.08$ 或 0.09 时两个神经元达到频率同步;而 $C = 0.3$ 时,$D_1 = 0.06, 0.07, 0.08$ 或 0.09 时两个神经元达到频率同步。这说明耦合强度越大,达到频率同步的噪声强度值的范围就越广,也就是说耦合增强了两个可兴奋性细胞的随机同步。这是因为随

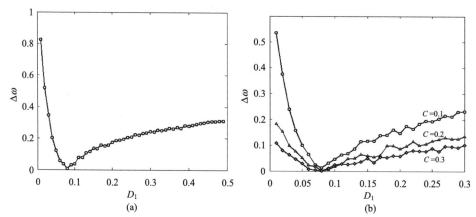

图 7.17　两个可兴奋性 HR 神经元的相对平均频率差 $\Delta\omega$ 关于噪声强度 D_1 的变化图：
(a)没有耦合的情况；(b)具有不同耦合强度的情况

着耦合强度的增加，耦合对随机同步的作用越来越大，甚至超过了噪声的作用。

随着外界直流激励的增加，HR 神经元由可兴奋状态转变为放电状态，包括周期性的簇放电、混沌放电和周期性的峰放电。下面研究噪声对放电区神经元频率同步的影响，同样等价地考虑平均放电频率同步。特别地，选取 $I_1=1.45, I_2=1.50; I_1=3.0, I_2=3.05$ 和 $I_1=3.6, I_2=3.65$ 分别作为周期性簇放电、混沌放电和周期性峰放电的参数代表来进行研究。

首先考虑没有耦合的情况。数值模拟的结果同样也说明相同的噪声此时不能使得两个神经元达到同步。于是，我们还是固定 $D_2=0.05$，将 D_1 作为控制参数来研究。同样将相对平均频率差 $\Delta\omega$ 作为噪声强度 D_1 的函数来进行计算，结果由图 7.18 给出。很明显，簇放电的神经元比峰放电的神经元更容易被诱导而达到频率

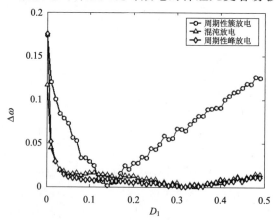

图 7.18　对于不同的放电模式，两个 HR 神经元的相对平均频率
差 $\Delta\omega$ 关于噪声强度 D_1 的变化图

同步,这和上一章中关于簇放电比峰放电的神经元容易达到完全同步的结论是一致的。同时,我们还注意到,随着外界直流激励的增加,达到频率同步的噪声强度值的范围也增大。这是因为随着外界直流激励的增加,神经元去极化而产生动作电位更加频繁,这样直流激励的作用占主导地位,强于噪声的作用。

　　进一步考虑两个放电的神经元耦合的情况。对于我们选定的参数值,当耦合强度小于 0.3 时,两个神经元都不会达到频率同步。然后考虑加入噪声后的同步情况。还是固定 $D_2 = 0.05$,将 D_1 作为控制参数,计算当耦合强度分别等于 0.1,0.2,0.3 时,相对平均频率差关于参数 D_1 的变化,结果如图 7.19 所示。当两个神经元的相对平均频率差小于 0.01 时认为达到频率同步,这样从图 7.19 很明显可以看出,对于这几种放电模式,随着耦合强度的增加,实现频率同步的噪声强度值的范围也随之扩大,而且同样有簇放电的神经元比峰放电的神经元容易达到频率同步。

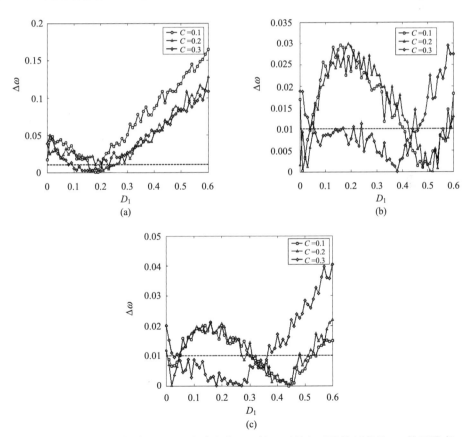

图 7.19　对于不同的耦合强度,两个放电的 HR 神经元的相对平均频率差 $\Delta\omega$ 关于噪声
强度 D_1 的变化图:(a)周期性簇放电;(b)混沌放电;(c)周期性峰放电

　　由前面的分析可知,对于 HR 神经元而言,如果它们接受不同的外界直流激励,则需要不同的噪声强度来达到频率同步,而且随着耦合强度的增加,达到频率同步的噪声范围扩大,这说明耦合增强了神经元对噪声的敏感度。下面给耦合的两个神经元加入相同的噪声 $\xi_1(t)=\xi_2(t)$,即 $D_1=D_2=D$,然后改变耦合强度 C,研究耦合对于随机神经元系统频率同步的影响。

　　将加在两个神经元上的噪声强度固定为 $D=0.05$,然后改变耦合强度,分别计算此时两个神经元的平均频率,参数的取值与前面相同,包括可兴奋区和放电区内各放电状态,结果由图 7.20 给出。不管神经元在接受噪声和耦合作用之前是处于可兴奋态还是放电状态,随着耦合强度的增加,两个神经元的平均放电频率都会越来越接近。弱耦合的时候两个神经元不同步,然后增加耦合强度,两个神经元的平均频率都是先增加然后再减小,最后达到频率同步。这是因为随着耦合强度的增

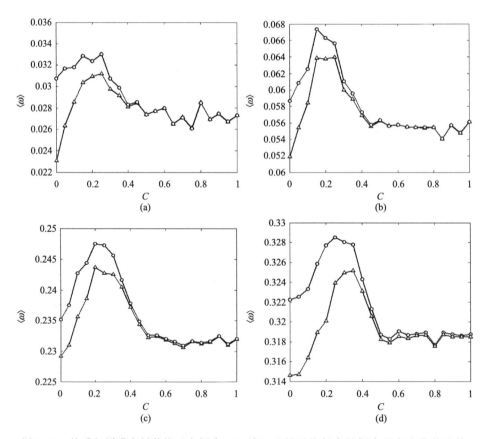

图 7.20　接受相同噪声刺激的两个耦合 HR 神经元的平均频率随耦合强度变化的比较图:(a)可兴奋态;(b)周期性簇放电;(c)混沌放电模式;(d)周期性峰放电(不同的符号代表不同的神经元)

加,耦合作用在神经元的频率同步中逐渐占主导地位,当耦合强度足够大(例如这里的 $C=0.4$)时,实际上是耦合作用使得两个神经元实现频率同步。

7.4 小 结

神经元的同步活动是神经信息传递的主要体现,本章我们主要研究了神经元耦合系统的完全同步以及和神经信息编码相关的相位同步和频率同步。同时考虑到噪声在实际系统中的不可避免性,也研究了噪声对于神经元耦合系统同步的影响。

将相同的噪声附加于神经元的膜电位上,讨论了噪声对全同神经元完全同步的影响,包括噪声诱导的完全同步和噪声增强的完全同步。两个全同的神经元如果初始条件不同,则它们的最终状态也会完全不同,此时在膜电位上加入相同的噪声刺激,当噪声强度达到一定值时,这两个神经元会实现完全同步;同样在弱耦合的神经元上加入相同的 Gauss 白噪声,当噪声强度充分大时,也会使它们达到完全同步。数值模拟结果表明,对于具有相同放电模式的神经元耦合系统,耦合强度的增加可以降低实现完全同步所需噪声的强度,这也说明了噪声和耦合在神经元的完全同步中起到了相互补充的作用。

加入不同的外界直流激励,保证两个神经元仍然有相同的放电模式,此时相同的噪声不能使两个神经元达到频率同步。固定输入一个神经元的噪声强度,将输入到另一个神经元的噪声强度作为控制参数,研究发现不同的噪声不仅能够诱导两个未耦合的神经元达到频率同步,而且能够增强弱耦合神经元的频率同步,使得两个神经元实现频率同步的噪声强度的范围随着耦合强度的增加而扩大,这说明耦合增强了神经元对噪声的敏感度。以上结果也说明了耦合作用和噪声在神经元的频率同步中发挥着相互补充的作用。

通过对各种放电模式的神经元耦合系统同步的研究发现,不管是在耦合还是噪声以及耦合和噪声的共同作用下,簇放电的神经元都比峰放电的神经元容易实现完全同步。于是,从同步的角度来看,神经元的簇放电比峰放电更有意义。

参 考 文 献

[1] 陈关荣,吕金虎. Lorenz 系统的动力学分析、控制与同步. 北京：科学出版社,2003.

[2] Guckenheimer J and Holmes P. Nonlinear Oscillations, Dynamical Systems, and Bifurcations of Vector Fields. New York：Springer-Verlag,1983.

[3] Wiggins S. Introduction to Applied Nonlinear Dynamical Systems and Chaos. New York：Springer-Verlag,1990.

[4] 陆启韶. 分岔与奇异性. 上海：上海科技教育出版社,1995.

[5] 彭仕政,蔡绍洪,唐延林. 非线性系统的随机过程. 贵阳:贵州人民出版社,2001.

[6] 刘秉正,彭建华. 非线性动力学. 北京：高等教育出版社,2004.

[7] Anishchenko V S, et al. Nonlinear Dynamics of Chaotic and Stochastic Systems. Springer-Verlag,2001.

[8] Kuznetsov Y A. Elements of Applied Bifurcation Theory. New York：Springer-Verlag,1995.

[9] Boccaletti S, et al. The synchronization of chaotic systems. Physics Reports,2002,336:1-101.

[10] Pecora L M, Carroll T L. Driving systems with chaotic signals. Physical Review A,1991,44: 2374-2383.

[11] Pecora L M, Carroll T L. Synchronization in chaotic systems. Physical Review Letters,1990,64: 821-824.

[12] Barahona M, Pecora L M. Synchronization in Small-World Systems. Physical Review Letters,2002,89: 054101.

[13] Masuda N, Aihara K. Global and local synchrony of coupled neurons in small-world networks, Biological Cybernetics,2004,90: 302-309.

[14] Li X, Chen G R. Synchronization and desynchronization of complex dynamical networks: an engineering viewpoint. IEEE Trans. on Circuits and Systems—I: Fundamental Theory and Applications,2003,50: 1381-1390.

[15] Li X, et al. Complexity and synchronization of the World trade Web. Physica A,2003,328: 287-296.

[16] Belykh I, et al. Synchronization of bursting neurons: what matters in the network topology. Physical Review Letters,2005,94: 188101.

[17] Zheng Y H, Lu Q S. Spatiotemporal patterns and chaotic burst synchronization in a small-world neuronal network. Physica A,2008,387:3719-3728.

[18] Park J H. Stability criterion for synchronization of linearly coupled unified chaotic systems. Chaos, Solitons and Fractals,2005,23: 1319-1325.

[19] Shuai J W, Dominique M D. Phase synchronization in two coupled chaotic neurons. Physics Letters A,1999,264: 289-297.

[20] Pikovsky A, et al. Phase synchronization of chaotic oscillations in terms of periodic orbits. Chaos,1997,7: 680-687.

[21] Pikovsky A,et al. Phase synchronization in regular and chaotic systems. International Journal of Bifurcation and Chaos,2000,10: 2291-2305.

[22] Chen J Y, et al. Phase synchronization in coupled chaotic oscillators with time delay. Physical Review E,2002,66: 056203.

[23] Taherion S, Lai Y C. Observability of lag synchronization of coupled chaotic oscillators. Physical Review E,1999,59: R6247.

[24] Tang S, Liu J M. Experimental verification of anticipated and retarded synchronization in chaotic semiconductor lasers. Physical Review Letters,2003,90: 194101.

[25] Ned J C, et al. Lag and anticipating synchronization without time-delay coupling. Chaos, 2005,15:023110.

[26] Shahverdiev E M,et al. Lag synchronization in time-delayed systems. Physics Letters A, 2002,292: 320-324.

[27] Li C D,et al. Lag synchronization of hyperchaos with application to secure communications. Chaos,Solitons and Fractals,2005,23: 183-193.

[28] Masoller C. Anticipation in the synchronization of chaotic time-delay systems. Physica A, 2001,295: 301-304.

[29] Wang H J,et al. Coexistence of anticipated and layered chaotic synchronization in time-delay systems. Physical Review E,2005,72:037203.

[30] Xu D L,et al. Criteria for the occurrence of projective synchronization in chaotic systems of arbitrary dimension. Physics Letters A,2002,305: 167-172.

[31] Yan J P,Li C P. Generalized projective synchronization of a unified chaotic system. Chaos, Solitons and Fractals,2005,26: 1119-1124.

[32] Rukov N F,et al. Generalized synchronization of chaos in directionally coupled chaotic systems. Physical Review E,1995,51: 980-994.

[33] Kocarev L,Parlitz U. Generalized synchronization,predictability,and equivalence of unidirectionally coupled dynamical systems. Physical Review Letters,1996,76: 1816-1819.

[34] Wennekers T,Pasemann F. Generalized types of synchronization in networks of spiking neurons. Neurocomputing,2001,38-40: 1037-1042.

[35] Zheng Z G, Hu G. Generalized synchronization versus phase synchronization. Physical Review E,2000,62: 7882-7885.

[36] Zhou P,Cao Y X. Realization of generalized synchronization between different chaotic systems via scalar controller. Chinese Physics,2007,26: 2930-2907.

[37] Boccaletti S, Valladares D L. Characterization of intermittent lag synchronization. Physical Review E,2000,62: 7497-7500.

[38] Alexander N P,Rider J R. Intermittent lag synchronization in a nonautonomous system of coupled oscillators. Physics Letters A,2005,338: 141-149.

[39] Zaks M A, et al. Alternating locking ratios in imperfect phase synchronization. Physical Review Letters, 1999, 82: 4228-4231.

[40] Femat R, Solis Perales G. On the chaos synchronization phenomena. Physics Letters A, 1999, 262: 50-60.

[41] Liao T L, Tsai S H. Adaptive synchronization of chaotic systems and its application to secure communications. Chaos, Solitons and Fractals, 2000, 11: 1387-1396.

[42] Femata R, et al. Adaptive synchronization of high-orderchaotic systems: a feedback with low-order parametrization. Physica D, 2000, 139: 231-246.

[43] Wang C, Ge S S. Adaptive synchronization in uncertain chaotic systems via backstepping design. Chaos, Solitons and Fractals, 2001, 12: 1199-1206.

[44] Lu J A, et al. Adaptive feedback synchronization of a unified chaotic system. Physics Letters A, 2004, 329: 327-333.

[45] Parmananda P. Synchronization using linear and nonlinear feedbacks: a comparison. Physics Letters A, 1998, 240: 55-59.

[46] He D H, et al. Noise-induced synchronization in realistic models. Physical Review E, 2003, 67: 027201.

[47] Sagués F, et al. Spationtemporal order out of noise. Reviews of Modern Physics, 2007, 79: 829-882.

[48] Zhou C S, et al. Noise-enhanced synchronization of homoclinic chaos in a CO_2 laser. Physical Review E, 2003, 67: 015205(R).

[49] Wang Q, et al. Spation-temporal patterns in a square-lattice Hodgkin-Huxley neural network. The European Physical journal B, 2006, 54: 255-261.

[50] Kiss I Z, et al. Noise enhanced phase synchronization and coherence resonance in sets of chaotic oscillators with weak global coupling. Chaos, 2003, 13: 267-278.

[51] Shi X, Lu Q S. Coherence resonance and synchronization of Hindmarsh-Rose neurons with noise. Chinese Physics, 2005, 14: 1088-1094.

[52] Sun J T, Zhang Y P. Impulsive control and synchronization of Chua's oscillators. Mathematics and Computers in Simulation, 2004, 66: 499-508.

[53] Li C D, et al. Impulsive synchronization of chaotic systems. Chaos, 2005, 15: 023104.

[54] Li C D, et al. Impulsive synchronization of nonlinear coupled chaotic systems. Physics Letters A, 2004, 328: 47-50.

[55] Pecora L M, Carroll T L. Master stability functions for synchronized coupled systems. Physical Review Letters, 1998, 10: 2109-2112.

[56] Pecora L M, et al. Synchronization stability in coupled oscillator arrays: solution for arbitary configurations. International Journal of Bifurcation and Chaos, 2000, 10: 273-290.

[57] Dhamala M, et al. Enhancement of neural synchrony by time delay. Physical Review Letters, 2004, 92: 074104.

[58] Rossoni E, et al. Stability of synchronous oscillations in a system of Hodgkin-Huxley neu-

rons with delayed diffusive and pulsed coupling. Physical Review E,2005,71: 061904.

[59] Li C G,Chen G R. Synchronization in general complex dynamical networks with coupling delays. Physica A,2004,343: 263-278.

[60] 傅希林等. 脉冲微分系统引论. 北京: 科学出版社,2005.

[61] Boccaletti S,Latora V,et al. Complex networks:structure and dynamics. Physics Reports, 2006,424:175-308.

[62] 范少光等. 人体生理学. 北京:北京医科大学出版社,2000.

[63] 朗斯塔夫. 神经科学. 韩济生等译. 北京: 科学出版社, 2000.

[64] 寿天德. 神经生物学. 北京:高等教育出版社, 2002.

[65] Gray C M,et al. Oscillatory responses in cat visual cortex exhibit inter-columnar synchronization which reflects global stimulus properties. Nature,1989,338: 334-337.

[66] Steinmeta P N,et al. Attention modulates synchronized neuronal firing in primate somatosensory cortex. Nature,2000,404: 187-190.

[67] Fell J,et al. Is synchronized neuronal gamma activity relevant for selective attentions? Brain Research Reviews,2003,42: 265-272.

[68] Niebur E,et al. Synchrony:a neuronal mechanism for attentional selection? . Current Opinion in Neurobiology,2002,12:190-194.

[69] Golomb D,Rinzel J. Clustering in globally inhibitory neurons. Physica D,1994,72: 259-284.

[70] Bazhenov M, et al. Cooperative behavior of a chain of synaptically coupled chaotic neuron. Physica D,1998,116:392-400.

[71] Drogoi V,Grosu I. Synchronization of locally coupled neural oscillators. Neural Processing Letters,1998,7:199-210.

[72] Yoshioka M. Cluster synchronization in an ensemble of neurons interacting through chemical synapses. Physical Review E,2005,71:061914.

[73] Mainieri M S,et al. Time evolution of coherent structures in networks of Hindmarsh-Rose neurons. Physica A,2005,354: 663-671.

[74] Shi X,Lu Q S. Complete synchronization of coupled Hindmarsh-Rose neurons with ring structure. Chinese Physics Letters,2004,21: 1695-1698.

[75] Wang Q Y,et al. Chaos synchronization of coupled neurons with gap junctions. Physics Letters A,2006,356:17-25.

[76] 杜艳梅等. FitzHugh-Nagumo 神经元网络的同步振荡与联想记忆. 力学季刊,2005,26: 66-70.

[77] Wu Y,et al. Synchronous behaviors of two coupled neurons. Lecture Notes in Computer Science,2005,3496: 302-307.

[78] Wu Y, et al. Synchronous behaviors of Hindmarsh-Rose neurons with chemical coupling. Lecture Notes in Computer Science,2005,3610:508-511.

[79] Ivanchenko M V,et al. Phase synchronization in ensembles of bursting oscillators. Physical Review Letters,2004,93:134101.

[80] Wang Q Y, Lu Q S. Phase synchronization in small world chaotic neural networks. Chinese Physics Letters, 2005, 22: 1329-1332.

[81] Parlitz, U, et al. Experimental observation of phase synchronization. Physical Review E, 1996, 54: 2115-2117.

[82] Ge Z M, Chen C C. Phase synchronization of coupled chaotic multiple time scales systems. Chaos, Solitons and Fractals, 2004, 20: 639-647.

[83] Dhamala M, et al. Transitions to synchrony in coupled bursting neurons. Physical Review Letters, 2004, 92: 02810.

[84] Wang Q Y, et al. Transition to complete synchronization via near-synchronization in two coupled chaotic ML neurons. Chinese Physics, 2005, 14: 2189-2195.

[85] Kandel E R, et al. Principles of Neural Science. New York: Elsevier, 1991.

[86] Ramana Reddy D V, et al. Time delay induced death in coupled limit cycle oscillators. Physical Review Letters, 1998, 80: 5109-5112.

[87] Niebur E, et al. Collective frequencies and metastability in networks of limit cycles oscillations with time delay. Physical Review Letters, 1991, 67: 2753-2756.

[88] Park S H, et al. Effects of time-delayed interactions on dynamic patterns in a coupled phase oscillator system. Physical Review E, 1999, 60: 4962-4965.

[89] Li C G, et al. Synchronization in small-world oscillator networks with coupling delays. Physica A, 2004, 335: 359-364.

[90] Li C G, Chen G R. Synchronization in general complex dynamical networks with coupling delays. Physica A, 2004, 343: 263-278.

[91] Wang Q Y, Lu Q S. Time-delay enhanced synchronization and regularization in two coupled chaotic ML neurons. Chinese Physics Letters, 2005, 22: 543-546.

[92] Wang Q Y, et al. Time-delay aided synchronization in two coupled chaotic Chay neurons with inhibitory synapse. 生物物理学报, 2005, 21(6): 449-456.

[93] Buric N, Todorovic D. Dynamics of FitzHugh-Nagumo excitable systems with delayed coupling. Physical Review E, 2003, 67: 066222.

[94] Buric N, et al. Excitable and oscillatory dynamics in an in-homogeneous chain of excitable systems with delayed coupling. Chaos, Solitons and Fractals, 2004, 22: 731-740.

[95] Buric N, et al. Type I vs. type II excitable systems with delayed coupling. Chaos, Solitons and Fractals, 2005, 23: 1221-1233.

[96] Rosenblum M, Pikovsky A. Delayed feedback control of collective synchrony: an approach to suppression of pathological brain rhythms. Physical Review E, 2004, 70: 041904.

[97] Hauptmanna C, et al. Delayed feedback control of synchronization in locally coupled neuronal networks. Neurocomputing, 2005, 65-66: 759-767.

[98] Canavier C C. Reciprocal excitatory synapses convert pacemaker-like firing into burst firing in a simple model of coupled neurons. Neurocomputing, 2000, 32-33: 331-338.

[99] Booth V, Bose A. Transitions between different synchronous firing modes using synaptic de-

pression. Neurocomputing,2002,44-46: 61-67.

[100] Pablo B,Jordi G. Role of chemical synapses in coupled neurons with noise. Physical Review E,2005,72:021901.

[101] Solinas S,Hertz J. Stability of asynchronous firing states in networks with synaptic adaptation. Neurocomputing,2001,38-40: 915-920.

[102] Zhigulin V P,et al. Robustness and enhancement of neural synchronization by activity-dependent coupling. Physical Review E,2003,67:021901.

[103] Nadima F,et al. Short-term synaptic dynamics promote phase maintenance in multi-phasic rhythms. Neurocomputing,2003,52-54: 79-87.

[104] Nèda Z,et al. Physics of the rhythmic applause. Physical Review E,61,2000: 6987-6992.

[105] Wang X F. Slower speed and stronger coupling: Adaptive mechanisms of chaos synchronization. Physical Review E,2002,65:067202.

[106] Li Z, Shi S J. Robust adaptive synchronization of Rossler and Chen chaotic systems via slide technique. Physics Letters A,2003,311: 389-395.

[107] Cazelles B,et al. Adaptive synchronization of globally coupled chaotic oscillators using control in noisy environment. Physica D,1997,103: 452-465.

[108] Huang D B. Simple adaptive-feedback controller for identical chaos synchronization. Physical Review E,2005,71:037203.

[109] Huang D B. From collective rhythm to adaptive synchronization of neural activity. Unpublished.

[110] Wang Q Y,Lu Q S. Adaptive lag synchronization in two coupled chaotic systems with unidirectional delay. Unpublished.

[111] Longtin A,Bulsara A,Pierson D. Bistability and the dynamics of periodically forced sensory neurons. Biological Cybernetics,1994,70: 569-578.

[112] 胡岗. 随机力与非线性系统. 上海:上海科学教育出版社,1994.

[113] Hu G,et al. Stochastic resonance without external periodic force. Physical Review Letters,1993,71: 807-810.

[114] Ditzinger T,Ning C Z,Hu G. Resonance like responses of autonomous nonlinear systems to white noise. Physical Review E,1994,50: 3508-3516.

[115] Longtin A. Autonomous stochastic resonance in bursting neurons. Physical Review E,1997,55: 868-876.

[116] 龚璞林等. 神经元的确定性和随机性整数倍放电. 生物物理学报,1999,15: 482-487.

[117] Yang Z Q,et al. Integer multiple spiking in the stochastic Chay model and its dynamical generation mechanism. Physics Letters A,2002,299: 499-506.

[118] Yang Z Q,et al. The generation of stochastic integer multiple spiking in the Chay model. International Journal of Modern Physics B,2003,17: 4362-4366.

[119] Gu H G,et al. Integer multiple spiking in neuronal pacemakers without external periodic stimulation. Physics Letters A,2001,285: 63-68.

[120] Yang Z Q, et al. GWN-induced bursting, spiking, and random subthreshold impulsing oscillation before Hopf bifurcations in the Chay model. International Journal of Bifurcation and Chaos, 2004, 14: 4143-4159.

[121] Yang Z Q, Lu Q S. The integer multiple "Fold/homoclinic" bursting induced by noise in the Chay neuronal model. International Journal of Nonlinear Science and Numerical Simulation, 2005, 6: 1-6.

[122] Zhou C S, Kurths J. Noise-induced phase synchronization and synchronization transitions in chaotic oscillators. Physical Review Letters, 2002, 88: 230602.

[123] Zhou C S, et al. Noise-enhanced phase synchronization of chaotic oscillators. Physical Review Letters, 2002, 89: 014101.

[124] Wang W, et al. Dynamical behavior of the firings in a coupled neuronal system. Physical Review E, 1993, 47: 2893-2898.

[125] Wang W, et al. Firing and single transduction associated with an intrinsic oscillation in neuronal systems. Physical Review E, 1998, 57: R2527-2530.

[126] Wang W, Wang Z D. Internal-noise-enhanced signal transduction in neuronal systems. Physical Review E, 1997, 55: 7379-7384.

[127] Wang W, et al. 40-Hz coherent oscillations in neuronal systems. Physical Review E, 1997, 56: 3728-3731.

[128] Wang Y Q, et al. Coherence resonance and noise-induced synchronization in globally coupled Hodgkin-Huxley neurons. Physical Review E, 2000, 61: 740-746.

[129] Casado J M, Synchronization of two Hodgkin-Huxley neurons due to internal noise. Physics Letters A, 2003, 310: 400-406.

[130] Casado J M, Baltanas J P, Phase switching in a system of two noisy Hodgkin-Huxley neurons coupled by a diffusive interaction. Physical Review E, 2003, 68: 061917.

[131] Postnov D E, et al. Stochastic synchronization of coupled coherence resonance oscillators. International Journal of Bifurcation and Chaos, 2000, 10: 2541-2550.

[132] Zhou C S, Kurths J. Noise-induced synchronization and coherence resonance of a Hodgkin-Huxley model of thermally sensitive neurons. Chaos, 2003, 13: 401-409.

[133] Wu Y, et al. Generalized synchronization induced by noise and parameter mismatching in Hindmarsh-Rose neurons. Chaos, Solitons and Fractals, 2005, 23: 1605-1611.

[134] Kandel E R, et al. Essentials of Neural Science and Behaviour. London: Prentice-Hall International, 1995.

[135] 尼古尔斯等. 神经生物学:从神经元到脑. 第四版. 杨雄里等译. 北京:科学出版社, 2003.

[136] Izhikevich E M. Dynamical Systems in Neuroscience: The Geometry of Excitability and Bursting. The MIT Press, 2005.

[137] Hodgkin A, Huxley A F. A quantitative description of membrane current and its applications to conduction and excitation in nerve. The Journal of Physiology (London), 1952,

117: 500-544.

[138] FitzHugh R. Impulses and physiological states in theoretical models of nerve membrane. Biophysical Journal,1961,1: 445-466.

[139] Nagumo J S,et al. An active pulse transmission line simulating nerve axon. Proceedings of IRE,1962,50: 2061-2071.

[140] Morris C, Lecar H. Voltage oscillations in the barnacle giant muscle fiber. Biophysical Journal,1981,35: 193-213.

[141] Hindmarsh J L,Rose R M. A model of neuronal bursting using three coupled first order differential equations. Proc. R. Soc. London Ser. B,1984,221: 87-102.

[142] Rukov N F. Regularization of synchronized chaotic bursts. Physical Review Letters,2001, 86: 183-186.

[143] Chay T R,Keizer J. Minimal model for membrane oscillations in the pancreatic beta-cell. Biophysical Journal,1983,42: 181-190.

[144] Chay T R. Chaos in a three-variable model of an excitable cell. Physica D,1985,233-242.

[145] 李莉等. 神经起步点自发电节律及节律转化的分岔规律. 生物物理学报,2003,19: 388-349.

[146] Li L,et al. A series of bifurcation scenarios in the firing pattern transition in an experiment neural pacemaker. International Journal of Bifurcation and Chaos,2004,14: 1813-1817.

[147] Hindmarsh J L,Rose R M. A model of the nerve impulse using two first-order differential equations. Nature,1982,296: 162-164.

[148] Hansel D, Sompolinsky H. Synchronization and computation in a chaotic neural network. Physical Review Letters,1992,68: 718-721.

[149] Rabinovich M I,et al. Self-regularization of chaos in neural systems: experimental and theoretical results. IEEE Transaction Circuits and Systems,1997,44: 997-1005.

[150] Kandel E R,et al. Synaptic Transmission in Principles of Neural Science. Appleton and Lange,Norwalk,1991.

[151] Tsumoto K,et al. Bifurcations in synaptically coupled BVP neurons. International Journal of Bifurcation and Chaos,2001,11: 1053-1064.

[152] Kunichika T,et al. Bifurcations in synaptically coupled Hodgkin-Huxley neurons with a periodic input. International Journal of Bifurcation and Chaos,2003,13: 653-666.

[153] Sharp A,et al. Mechanisms of oscillation in dynamic clamp constructed two-cell half-center circuits. Journal of Neurophysiology,1996,76: 867-883.

[154] Pereira T,et al. Onset of phase synchronization in neurons with chemical synapse. to appear in International Journal of Bifurcation and Chaos.

[155] Nèda Z,et al,The sound of many hands clapping. Nature,2000,403: 849-850.

[156] Pikovsky A,Rosenblum M,Kurths J. Synchronization: A universal Concept in Nonlinear Sciences,Cambridge university press,2001.

[157] Boccaletti S, et al. The synchronization of chaotic systems. Physical. Report,2002,366:

1-101.

[158] Allen I, et al. Reliable circuits from irregular neurons: a dynamical approach to understanding central pattern generators. Journal of Physiology (Paris), 2002, 94:357-374.

[159] Regina M G. D-glucose sensitive neurosecretory cells of the crab cancer borealis and negative feedback regulation of blood glucose level. The Journal of Experimental Biology 1997, 200:1421-1431.

[160] Lü J H, et al. Chaos synchronization between linearly coupled chaotic systems. Chaos, Solitons and Fractals, 2002, 14: 529-541.

[161] Zhou T S, et al. Synchronization stability of three chaotic systems with linear coupling. Physics Letters A, 2002, 301: 231-240.

[162] Wang X F, Chen G R. Synchronization in scale-free dynamical networks: Robustness and Fragility. IEEE Transaction Circuits and Systems. I, 2002, 49: 54-62.

[163] Holden A V, Fan Y S. From simple to simple bursting oscillatory behaviour via Chaos in the Rose-Hindmarsh model for neuronal activity. Chaos, Solitons and Fractals, 1992, 2: 221-236.

[164] Holden A V, Fan Y S. From simple to complex oscillatory behaviour via intermittent Chaos in the Rose-Hindmarsh model for neuronal activity. Chaos, Solitons and Fractals, 1992, 2: 349-369.

[165] Holden A V, Fan Y S. Crisis-induced Chaos in the Rose-Hindmarh model for neuronal activity. Chaos, Solitons and Fractals, 1992, 2: 583-595.

[166] Fan Y S, Holden AV. Bifurcation, bursting, Chaos and crises in the Rose-Hindmarsh model for neuronal activity. Chaos, Solitons and Fractals, 1993, 3: 439-449.

[167] Watts D J, Strogatz S H. Collective dynamics of 'small world' networks. Nature, 1998, 393: 440-442.

[168] Newman M E J, Watts D J. Renormalization group analysis of the small-world network model. Physics Letters A, 1999, 263: 341-346.

[169] Newman M E J, Watts D. J. Scaling and percolation in the small-world network model. Physical Review E, 1999, 60: 7332-7342.

[170] Liu Z H, et al. Universal scaling of Lyapunov exponents in coupled chaotic oscillators. Physical Review E, 2003, 67: 045203(R).

[171] Erisir A, et al. Function of specific K^+ channels in sustained high frequency firing of fast spiking neocortical interneurons. Journal of Neurophysiology, 1999, 82: 2476-2489.

[172] Lasalle J P. Some extensions of Lyapunov's second method. IRE Trans. Circuit Theory, 1960, CT-7: 520-527.

[173] Hale J K. Dynamical systems and stability. Journal of Mathematical and Analysis Application, 1969, 26: 39-59.